KETAMINA

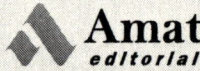

Amat Editorial, sello editorial especializado en la publicación de temas que ayudan a que tu vida sea cada día mejor. Con más de 400 títulos en catálogo, ofrece respuestas y soluciones en las temáticas:

- Educación y familia.
- Alimentación y nutrición.
- Salud y bienestar.
- Desarrollo y superación personal.
- Amor y pareja.
- Deporte, fitness y tiempo libre.
- Mente, cuerpo y espíritu.

E-books:
Todos los títulos disponibles en formato digital están en todas las plataformas del mundo de distribución de e-books.

Manténgase informado:
Únase al grupo de personas interesadas en recibir, de forma totalmente gratuita, información periódica, newsletters de nuestras publicaciones y novedades a través del QR:

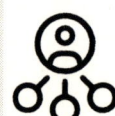

Dónde seguirnos:

 | **@amateditorial**

    | **Amat Editorial**

Nuestro servicio de atención al cliente:
Teléfono: **+34 934 109 793**

E-mail: **info@profiteditorial.com**

DR. MANUEL SÁNCHEZ

KETAMINA
El nuevo milagro médico

Descubre cómo puede ayudarte
a superar la depresión resistente

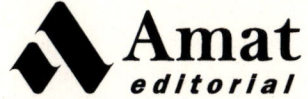

Diseño de cubierta: XicArt
Maquetación: Fotocomposición gama, sl

ISBN: 978-84-19870-54-4
Depósito legal: B 8759-2024
Primera edición: Julio de 2024

Impresión: Gráficas Rey
Impreso en España - *Printed in Spain*

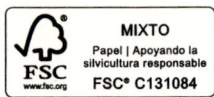

❖ ÍNDICE ❖

En la odisea constante de la medicina para combatir el sufrimiento humano, pocos descubrimientos han generado tanto interés y debate como la ketamina, especialmente en lo que se refiere a su uso en el tratamiento de la depresión, pues representa una de las incursiones más fascinantes y provocadoras en la psiquiatría moderna. Este libro es una exploración profunda de cómo una sustancia que alguna vez fue relegada al quirófano y a los rincones más oscuros de la contracultura ha llegado a ser considerada una de las más grandes esperanzas para aquellos que están atrapados en las garras de una de las enfermedades más debilitantes de nuestra época.

A lo largo de estas páginas, emprenderemos un viaje que nos llevará desde los orígenes de la ketamina en los años sesenta, cuando fue sintetizada por primera vez como un anestésico para su uso en procedimientos médicos y en los campos de combate, hasta su emergente papel como un agente antidepresivo de acción rápida. Asimismo, examinaremos los mecanismos neurológicos que hay detrás de su notable eficacia y veremos con detalle cómo estos descubrimientos están remodelando nuestra comprensión de la neurobiología de la depresión.

Más allá de la ciencia, este libro pretende ser una guía para todas aquellas personas que han probado innumerables tratamientos para combatir la depresión y que, lamentablemente, no han obtenido resultado alguno. Si ese es tu caso concreto, lector, no puedo más que darte la enhorabuena por querer curarte, por buscar soluciones y por informarte al respecto, pues solo con el mapa completo podrás tomar una decisión acertada y dilucidar si la ketamina es o no válida para tu caso concreto.

A lo largo del libro, ahondaremos en datos concretos acerca de este medicamento y abordaremos las preocupaciones sobre el potencial de abuso, las regulaciones gubernamentales y el acceso equitativo al tratamiento, así como la forma en que estas drogas están siendo incorporadas en prácticas clínicas responsables.

También contemplaremos el futuro de la ketamina, incluidas las investigaciones en curso y las innovaciones terapéuticas emergentes. Con una mirada crítica, sopesaremos los desafíos y las oportunidades que presenta este enfoque revolucionario, analizando tanto las pruebas anecdóticas como las evidencias clínicas que definen el actual panorama terapéutico.

Con una prosa sencilla y un análisis meticuloso, este libro pretende ser un recurso exhaustivo tanto para los profesionales como para los interesados en los avances de la medicina psiquiátrica, o para pacientes que están «sobreviviendo» con depresión. Nos enfocaremos en las lecciones aprendidas y en las preguntas pendientes, siempre con la mira puesta en el objetivo final, que no es otro que aliviar el sufrimiento humano y restaurar la esperanza en que hay luz al final del túnel.

Así que te invito, lector, ya seas un profesional en busca de conocimientos clínicos, un estudiante de las ciencias de la salud, un paciente en busca de respuestas o simplemente alguien interesado en las complejidades de la psique humana, a acompañarme en este recorrido intelectual y emocional. Este libro que tienes en tus manos no es simplemente un manual, sino una narrativa sobre el renacimiento de la fe para aquellos atrapados en la oscuridad de la depresión severa y resistente.

En el capítulo 1 abriremos el telón sobre la depresión, desmitificando la idea de que es una condición invencible. Aquí, trazaremos un perfil de la enfermedad, expondremos su vulnerabilidad ante las terapias emergentes y vislumbraremos lo extendida que, desafortunadamente, está en el mundo. Seguidamente, en el capítulo 2 ahondaremos en la ketamina y conoceremos su trayecto a través del tiempo, desde su nacimiento en los laboratorios hasta su ascenso como un fármaco de vanguardia para el tratamiento de numerosas enfermedades, incluida la depresión.

Ya en el capítulo 3, nos centraremos en las peculiaridades de la ketamina y destacaremos su singularidad frente a los antidepresivos convencionales. En este capítulo pondremos de manifiesto las diferencias fundamentales en su enfoque farmacológico y su capacidad para brindar alivio con una velocidad sin precedentes. En el capítulo 4 desplegaremos el amplio espectro de estrategias actuales de tratamiento con ketamina que nos ofrecerá una completa perspectiva sobre su aplicación clínica.

En el capítulo 5 desglosaremos las múltiples vías por las cuales puede ser administrada la ketamina, cada una con sus propios méritos y aplicaciones prácticas. La seguridad y los riesgos del tratamiento con ketamina se detallarán en el capítulo 6, proporcionando una visión equilibrada que reconoce tanto los beneficios potenciales como las precauciones necesarias.

El testimonio de los médicos que han integrado la ketamina en su práctica clínica se presenta en el capítulo 7, para tener así una visión desde la trinchera de los avances médicos. El capítulo 8 es particularmente crítico, pues en él examinaremos el poder de la ketamina como herramienta en la prevención del suicidio, un aspecto de suma importancia en el tratamiento de las formas más graves de depresión.

Más adelante, en el capítulo 9 nos preguntamos por los obstáculos que frenan la adopción generalizada de la ketamina en la práctica psiquiátrica y buscaremos respuestas en la ciencia, la política y el funcionamiento del sistema sanitario. En el capítulo 10 abarcaremos el espectro completo de usos terapéuticos de la ketamina, que nos revelarán su enorme potencial más allá de la depresión y en la salud mental en general.

Mirando hacia el horizonte, en el capítulo 11 nos detendremos en el futuro de la ketamina como tratamiento, considerando las tendencias emergentes y la investigación en curso. El capítulo 12 es un recurso invaluable para aquellos que buscan acceder al tratamiento con ketamina. En él se incluye cómo abordar el tema con médicos y clínicas especializadas y se brindan consejos prácticos para clarificar el proceso lo mejor posible. Finalmente, en el capítulo 13 detallaremos las etapas que suelen seguir las clínicas especializadas en el tratamiento con ketamina, delineando el camino desde el inicio hasta el mantenimiento a largo plazo.

Esta obra pretende invitar a los lectores a alcanzar una comprensión más profunda, y potencialmente transformadora, de un campo en constante evolución. Al adentrarnos en las páginas de este libro, no solo buscamos ofrecer una visión clara del presente de la ketamina en la medicina sino también fomentar una conversación informada sobre su futuro en lo que a combatir la depresión se refiere. Un aspecto fundamental, ya que se trata de un trastorno mental globalmente extendido que afecta a una proporción significativa de la población mundial, y su impacto no solo se traduce en un sufrimiento individual profundo, sino que también tiene consecuencias más amplias en la sociedad.

Asimismo, conviene destacar desde el principio que el uso de la ketamina para tratar la depresión no está específicamente aprobada en España por la Agencia Española de Medicamentos y Productos Sanitarios (AEMPS), pero los médicos podemos prescribir en ciertas circunstancias medicamentos fuera de su indicación aprobada bajo nuestra propia responsabilidad y evaluando cuidadosamente el caso de cada paciente. De hecho, tal y como veremos en el capítulo 13, ya hay numerosas clínicas especializadas en España que ofrecen el tratamiento con ketamina.

Pero antes de ahondar en el apasionante mundo que es la ketamina, permíteme presentarme. Esta será una de las pocas veces en las que te hablaré de mí y en primera persona, pero considero que en este caso es necesario, ya que, como te recordaré varias veces en el transcurso del libro, para mí es esencial que tengas toda la información posible y eso incluye que sepas quién escribe las líneas que te has propuesto comenzar a leer.

Mis inicios académicos se cimentaron en la Universidad de Granada, donde me adentré en el complejo y fascinante campo de la medicina y la cirugía. Pero mi sed de conocimiento no se saciaba con un solo título, y la búsqueda de la excelencia me empujó a profundizar más allá de lo convencional. Así, el deseo de especializarme me llevó a las Islas Baleares, donde obtuve un máster en Medicina Estética, una decisión que definió el rumbo de mi carrera profesional. A medida que exploraba los terrenos de la nutrición, la dietética y el combate a la obesidad, me convertí en un experto reconocido, dedicado a comprender y mejorar el bienestar humano.

El año 2001 marcó un hito en mi vida profesional, pues me uní a la prestigiosa Clínica Planas en Barcelona. Como director del Departamento de Nutrición y Antiaging, colaboré con algunos de los especialistas más respetados del campo, fortaleciendo mi experiencia y mi visión sobre la medicina estética. Asimismo, mi pasión por compartir conocimientos me llevó a las aulas de la Universidad de Baleares y a numerosos congresos y seminarios médicos, donde tuve la oportunidad de aprender y enseñar. Mi compromiso con la medicina estética se vio reforzado al formar parte de la junta directiva de la Sociedad Española de Medicina Estética (SEME) y de la Sociedad Española de Medicina, Antienvejecimiento y Longevidad (SEMAL), en las cuales he contribuido al avance y difusión de la medicina estética y el bienestar.

En 2017, decidí que era el momento de iniciar mi propio proyecto, mi clínica, llamada DeSánchez, que trasciende la medicina estética tradicional y se enfoca en el bienestar integral de la familia. Con una visión centrada en la medicina social, mi ideal es promover un estilo de vida saludable y longevo, y proveer cuidados estéticos personalizados que no solo mejoran la apariencia, sino que también nutren el espíritu y el bienestar general.

Además, he tenido el privilegio de contribuir al mundo de la literatura médica y la gastronomía saludable a través de mi trabajo en libros como *Antiaging: vive más años sintiéndote más joven*, *Recetas antiaging: gastronomía y ciencia* (en colaboración con Carme Ruscalleda y Raül Balam) y ahora el libro que tienes en tus manos, que es el resultado de mi interés por la vanguardia de la medicina y en la búsqueda de soluciones innovadoras para el bienestar integral.

En los últimos años, mi curiosidad profesional me ha llevado a explorar el potencial de la ketamina como un tratamiento prometedor para la depresión. Esta fascinación no solo es clínica sino profundamente personal, ya que la depresión afecta a millones de pacientes en todo el mundo e impacta en la calidad de vida de una manera que pocos trastornos pueden igualar.

La ketamina, conocida en el ámbito médico principalmente como anestésico, ha demostrado en estudios recientes ser una luz de esperanza para aquellos que luchan contra las sombras de la depresión resistente al tratamiento. Mi impulso por entender y aplicar este tratamiento en la práctica clínica nace de la convicción profunda de que la medicina debe evolucionar continuamente para aliviar el sufrimiento humano de la manera más efectiva y compasiva posible.

A través de este viaje, espero ofrecer una perspectiva más completa de mi compromiso con la innovación médica y la promesa de un futuro en el que la depresión pueda ser tratada no solo con efectividad sino también con una nueva comprensión y esperanza. Es un honor para mí compartir mi trayectoria, mis conocimientos y mi visión contigo, lector, con la esperanza de que juntos podamos explorar el camino que están abriendo los avances médicos.

1

LA DEPRESIÓN, UNA ENFERMEDAD QUE PUEDE COMBATIRSE

A estas alturas ya sabrás lo que es la depresión, y es posible que la estés sufriendo desde hace años. Si es así, no está de más recordar que, aunque en ocasiones creamos que se trata de algo inherente a nosotros mismos y a nuestra personalidad —sobre todo cuando llevamos años padeciéndola—, es una enfermedad que tiene cura, al contrario de otras muchas que podemos sufrir. Por lo tanto, tener claro que hay luz al final del túnel es necesario para poder seguir adelante y ver el camino, que podemos recorrer con tratamientos especializados como los realizados con ketamina, como explicaremos más adelante.

Pero antes, haremos una radiografía de esta enfermedad tan común en nuestra sociedad y veremos qué medidas podemos tomar o cuáles son los tratamientos disponibles para poder librarnos de ella de la mejor manera y lo más rápido posible.

¿QUÉ ES LA DEPRESIÓN?

Para combatir a un enemigo hay que conocer todas sus aristas y por eso es importante que, antes de pasar a nombrar las posibles soluciones que podemos adoptar, hagamos una radiografía completa, certera y sencilla sobre qué es la depresión, tanto si eres tú, lector, quien la padece, o si es alguno de tus seres más queridos. Con la información correcta, no solo ganarás seguridad, sino que además tendrás claro que lo que te sucede a ti o a tu allegado es resultado de una enfermedad que, como hemos dicho al comienzo, puede combatirse. Ser consciente de esto es lo más importante, ya que nos ayudará a encontrar una solución. Y, de hecho, como bien sabes, querer buscar un revulsivo y estar leyendo este libro es ya un paso enorme para la curación. Así pues, veamos qué es la depresión, esa losa que llevas soportando hace meses o años y con la que ya no quieres seguir viviendo.

La depresión, o trastorno depresivo mayor, es un trastorno mental común. Implica un estado de ánimo deprimido o la pérdida del placer o el interés por actividades durante largos períodos de tiempo, tal y como detalla la Organización Mundial de la Salud (OMS)[1].

¿Y cómo saber si es solo una mala racha y no la enfermedad propiamente dicha? ¿Cómo distinguimos un período de bajo ánimo con padecer depresión? La clave está en la duración de este estado y en cómo está afectando a todas las áreas de nuestra vida. «La depresión es distinta de los cambios habituales del estado de ánimo y los sentimientos sobre el día a día. Puede afectar a todos los ámbitos de la vida, incluidas las relaciones familiares, de amistad y las comunitarias», destacan desde la OMS. Es decir, que no solo estamos tristes, decaídos, sin ganas de vivir, sino que además este estado está afectando a nuestras relaciones con los demás y con nuestro entorno. Si nos cuesta trabajar o no rendimos lo suficiente, si lo que antes nos gustaba ya no nos motiva en absoluto, si sentimos un vacío que no conseguimos llenar, si hemos perdido las ganas de vivir y de seguir luchando, si nos levantamos ya tristes y no remontamos a lo largo de la jornada o de las semanas, si ya no le vemos sentido a nada, si sentimos que algo está pasando en nuestro cerebro y en nuestro corazón y no conseguimos dar con la clave para estar mejor… es posible que estemos sufriendo depresión.

Obviamente, para tener un diagnóstico certero hemos de visitar a un médico o psiquiatra especialista, pues solo así podremos estar seguros de tener el diagnóstico completo, así que a continuación vamos a ver qué síntomas son los más comunes de esta enfermedad mental que, como he recordado y es importante que tengas claro, puede curarse.

SÍNTOMAS DE LA DEPRESIÓN

La depresión es una enfermedad médica común y grave que afecta negativamente a cómo nos sentimos, cómo pensamos y, en consecuencia, cómo actuamos. Es una cadena: me siento triste y decaído, entonces pienso que no valgo nada y que nada tiene sentido, y seguidamente me aíslo, no rindo o no interactúo con mi entorno como lo hacía antes de sentirme tan profundamente mal.

Esta enfermedad, tratable, es especialmente reconocible porque nos causa sentimientos de tristeza y/o pérdida de interés en actividades con las que antes disfrutábamos. Como consecuencia, puede provocar una variedad de problemas emocionales y físicos y hacer que disminuya nuestra capacidad para funcionar en el trabajo y en el hogar.

Los síntomas de la depresión pueden variar de leves a graves, y, según el *National Institute of Mental Health*[2], pueden incluir:

→ **Sentirse triste o tener un estado de ánimo deprimido**. Uno de los síntomas más comunes de la depresión es experimentar una profunda sensación de tristeza o un estado de ánimo deprimido que se mantiene durante un período prolongado y que afecta significativamente el bienestar emocional.

→ **Pérdida de interés o placer en actividades con las que antes disfrutaba**. La pérdida de interés o disfrute en actividades que anteriormente brindaban placer y satisfacción es otro indicador clave de la depresión. Las cosas que antes eran emocionantes pueden dejar de serlo.

→ **Cambios en el apetito**. Los cambios en el apetito, como la pérdida o el aumento de peso inexplicados, sin cambios significativos en la dieta, pueden ser síntomas de depresión.

→ **Problemas para dormir o dormir demasiado**. Las dificultades para conciliar el sueño o, al contrario, dormir en exceso, pueden perturbar los patrones de sueño normales y ser un signo de depresión. Los problemas para descansar adecuadamente pueden contribuir a la fatiga y la sensación general de malestar.

→ **Pérdida de energía o aumento de la fatiga**. Experimentar una pérdida generalizada de energía o un aumento marcado de la fatiga es común en la depresión. Esto puede causar una disminución de la capacidad para realizar las actividades diarias.

→ **Aumento de la actividad física sin propósito**. Algunas personas con depresión pueden experimentar un aumento en la actividad física sin un propósito claro, como por ejemplo la incapacidad para mantenerse quietas, inquietud constante, movimientos repetitivos o habla acelerada.

→ **Lentitud**. Muchas personas pueden experimentar movimientos o habla más lentos de lo habitual.

→ **Sentirse inútil o culpable**. Sentirse abrumado por una sensación de inutilidad o culpa persistente, sin una razón justificada, puede afectar negativamente la autoestima y la autoimagen.

→ **Dificultad para pensar, concentrarse o tomar decisiones**. Las personas con depresión pueden experimentar dificultades notables en la capacidad para pensar con claridad, concentrarse en tareas o tomar decisiones, lo que puede interferir con la vida diaria y las responsabilidades cotidianas.

→ **Pensamientos de muerte o suicidio**. Los pensamientos recurrentes relacionados con la muerte o el deseo de morir, e incluso contemplar el suicidio como una opción, son signos extremadamente preocupantes de la depresión que requieren atención y apoyo inmediatos.

Para que hablemos de depresión como tal y no de una mala racha —que prácticamente todos sufrimos a lo largo de la vida en algún momento—, los síntomas deben durar al menos dos semanas y deben representar un cambio en nuestro nivel previo de funcionamiento. Además, es importante que descartemos otras enfermedades que pueden imitar los síntomas de la depresión. Nos referimos a condiciones médicas como problemas de tiroides, un tumor cerebral o deficiencia de algunas vitaminas. Pero, como hemos dicho, solo un médico especializado o un psiquiatra puede diagnosticar que padecemos depresión y no otra patología, relacionada con esta enfermedad o no.

UNA ENFERMEDAD COMÚN

Que algo sea común no nos consuela, pero sí nos permite ver que no estamos solos y que se trata de una enfermedad más, que gracias a la medicina y a los avances médicos puede tener cura. Se estima que la depresión afecta a uno de cada 15 adultos (6,7%) en un año determinado. Además, las estadísticas nos revelan que una de cada seis personas (16,6%) experimentará depresión en algún momento de su vida.

La depresión puede aparecer en cualquier momento, pero las estadísticas nos dicen que lo hace por primera vez entre finales de la adolescencia y mediada la veintena. Pero, como bien sabes y sufres en tu propia piel, también puede presentarse en la etapa adulta. Así, el 5% de los adultos (el 4% entre los hombres y el 6% entre las mujeres) y el 5,7% de los adultos mayores de 60 años la padece. A escala mundial, aproximadamente 280 millones de personas sufren depresión.

En cuanto a géneros, las mujeres tienen más probabilidades que los hombres de sufrirla. De hecho, algunos estudios muestran que un tercio de las mujeres experimentará un episodio depresivo mayor a lo largo de su vida. Además de todo ello, si tenemos familiares que han sufrido depresión, nuestras posibilidades de padecerla aumentan considerablemente, ya que se trata de una enfermedad con un alto grado de heredabilidad (aproximadamente el 40%) cuando los familiares de primer grado (padres/hijos/hermanos) la padecen o la han sufrido a lo largo de su vida.

Y aunque hay tratamientos conocidos y eficaces contra los trastornos mentales, incluida la depresión, según datos de la OMS más del 75% de las personas afectadas en los países con ingresos bajos y medianos no reciben tratamiento alguno. Entre los obstáculos que dificultan una atención eficaz cabe destacar la falta de inversión en la atención de la salud mental y de proveedores capacitados para ofrecerla, así como la estigmatización asociada a los trastornos mentales.

Indudablemente, España y Europa se han destacado como líderes en el campo de la atención médica y la investigación, lo que ha facilitado alcanzar una serie de avances notables en el tratamiento de enfermedades mentales. Estos progresos están teniendo un impacto significativo en la forma en que abordamos y comprendemos las afecciones psicológicas, y han contribuido en gran medida a desterrar los estigmas que durante mucho tiempo han rodeado los trastornos mentales.

La evolución en la percepción de las enfermedades mentales ha supuesto un cambio trascendental en nuestra sociedad. En la actualidad, estos problemas de salud ya no se esconden ni se mantienen como tabú. Por el contrario, se han convertido en un tema de conversación abierto y en un punto focal de debate público. Este cambio en la percepción es fundamental, ya que ha generado una mayor conciencia sobre la importancia de abordar las enfermedades mentales de manera efectiva.

Una de las consecuencias más significativas de esta transformación es el aumento de la cantidad de información de que dispone el público en general. Los medios de comunicación y la sociedad en su conjunto han tomado una postura más activa en la difusión de conocimientos sobre enfermedades mentales, sus síntomas, tratamientos y estrategias de prevención. Esto ha permitido que las personas estén más informadas y tengan una comprensión más profunda de estos trastornos, lo que a su vez ha reducido la estigmatización que a menudo los rodea.

Además de la mayor visibilidad y conciencia, la creciente aceptación de las enfermedades mentales ha impulsado investigaciones y estudios en profundidad destinados a encontrar soluciones efectivas y, en última instancia, erradicar estos trastornos. Los profesionales de la salud mental y los científicos de todo el mundo trabajan incansablemente para desarrollar nuevos enfoques terapéuticos y tratamientos médicos más avanzados y novedosos. Esta dedicación a la investigación y la innovación ha traído importantes avances en la comprensión de la neurobiología que hay tras los trastornos mentales y en el desarrollo de tratamientos más personalizados y efectivos.

La inversión en investigación y desarrollo en el campo de la salud mental también ha promovido la colaboración entre profesionales de diversas disciplinas, como la psiquiatría, la psicología, la neurociencia y la farmacología. Esta convergencia de conocimientos y enfoques ha ampliado aún más el horizonte de posibilidades en el tratamiento de enfermedades mentales, lo cual brinda a los pacientes una variedad de opciones de tratamiento más efectivas y adaptadas a sus necesidades individuales.

En resumen, España y Europa han demostrado un compromiso inquebrantable con la mejora de la atención y el tratamiento de las enfermedades mentales. A medida que continuamos avanzando en la comprensión y el tratamiento de estas afecciones, podemos estar seguros de que la atención médica y la investigación seguirán desempeñando un papel crucial en la promoción de la salud mental y el bienestar en nuestra sociedad. El futuro se presenta prometedor en la lucha contra los trastornos mentales, y como sociedad estamos cada vez más decididos a superar estos desafíos con el apoyo de la comunidad médica y científica.

LA DEPRESIÓN Y EL DUELO

La muerte de un ser querido, la pérdida del trabajo, los problemas económicos o el fin de una relación son experiencias difíciles de soportar para una persona. Y, en consecuencia, es normal que en respuesta a tales situaciones se desarrollen sentimientos de tristeza o de pena. De hecho, quienes están atravesando una mala racha, suelen asegurar que se encuentran «deprimidos».

Pero, como ya hemos visto, estar triste no es lo mismo que padecer depresión, aunque en ocasiones puede confundirse, especialmente en procesos de duelo, pues ambas situaciones comparten algunas características. Tanto el duelo como la depresión pueden implicar sentir una tristeza intensa y un abandono de las actividades habituales, pero es importante distinguir ambos procesos con el fin de optar por el mejor tratamiento:

→ En el duelo, los sentimientos dolorosos aparecen en oleadas, a menudo entremezclados con recuerdos positivos del difunto. En la depresión mayor, sin embargo, el estado de ánimo y/o el interés (placer) disminuyen durante la mayor parte de dos semanas. Es decir, cuando estamos atravesando un período de duelo (ya sea por la muerte de un ser querido o por una ruptura de pareja dolorosa), nos sentimos mejor o peor según el día o la hora del día, pero si padecemos depresión, no existen estos picos de mejora y empeoramiento, ya que siempre estamos tristes y decaídos.

→ Asimismo, en el duelo la autoestima suele mantenerse: somos conscientes de lo que nos sucede, ya que el origen de nuestros sentimientos de tristeza está más que claro, y de este modo conseguimos separar el hecho que nos ha causado el malestar con nuestros sentimientos al respecto. En cambio, en la depresión mayor, al no haber un origen claro de la causa que nos ha hecho sentir tan mal durante tanto tiempo, los sentimientos de inutilidad y autodesprecio aparecen y no se van. Además, intentamos sentirnos mejor pero no podemos, lo que nos acaba hundiendo más y socavando poco a poco nuestra autoestima y valía personal.

→ Por último, en el duelo pueden surgir pensamientos relacionados con la propia muerte, especialmente si este proceso se ha iniciado tras el fallecimiento de un ser querido. En la depresión, los pensamientos se centran en poner fin a la vida debido a que uno se siente inútil, piensa que no merece vivir o que no puede afrontar el dolor que le provoca la depresión.

Y ¿por qué es importante este punto? Porque a menudo suelen confundirse el proceso de duelo y la enfermedad mental, y es especialmente importante distinguir entre ambos, ya que así podremos obtener la ayuda, el apoyo o el tratamiento que necesitamos. Este apartado también es relevante porque, como seguro que ya sabes, el duelo y la depresión pueden coexistir o el primero puede ser una de las consecuencias que ha generado la enfermedad.

Para algunas personas, la muerte de un ser querido, la pérdida de una pareja o de un trabajo, o ser víctima de una agresión física o un desastre importante pueden provocar depresión. Pero, una vez más, ambas situaciones se diferencian por la severidad de los síntomas y su duración, pues cuando el duelo y la depresión coexisten, aquel es más severo y dura más que cuando se da sin depresión.

FACTORES DE RIESGO
DE LA DEPRESIÓN

Como hemos comentado, cualquier persona puede sufrir depresión. De hecho, una gran parte de las personas que la padecen no entienden por qué se sienten así ya que «todo les va bien». Tienen un buen trabajo, una familia, estabilidad económica y sentimental… y aun así se sienten vacíos, inútiles, decaídos y no ven luz al final del túnel. Todo ello agrava aún más el trastorno, ya que aparecen los sentimientos de culpabilidad: «¿Por qué me siento tan mal si no tengo razones para ello?». O incluso puede irnos relativamente mal en algún aspecto de nuestra vida pero no consideramos que sea tan grave como para sentirnos tan mal y durante tanto tiempo, lo que da lugar de nuevo a pensamientos de culpa o vergüenza: «Hay personas que lo están pasando peor; soy un desagradecido; no valoro lo que tengo; me hago la víctima; soy vago…». Y, al final, es la pescadilla que se muerde la cola, pues me siento mal y como me siento mal se agravan los síntomas. Asimismo, hay muchísimas personas que comienzan a sufrir depresión tras un acontecimiento especialmente traumático o doloroso.

La complejidad de la depresión, una condición multifacética que afecta a millones de personas en todo el mundo, a menudo se ve exacerbada por la dificultad de discernir sus causas específicas. Esta incertidumbre puede profundizar los sentimientos de desesperanza y desesperación, oscureciendo lo que ya se percibe como un túnel sombrío y alargando el camino hacia la recuperación, hasta el punto de que puede parecer casi impenetrable. Por ello, la comprensión de la depresión requiere reconocer que es una enfermedad con múltiples potenciales influencias, algunas de las cuales están más allá de nuestro control directo. Por ello, es fundamental identificar y reconocer los diversos factores que pueden contribuir a su desarrollo:

→ **Bioquímica cerebral**: las variaciones en el equilibrio químico del cerebro pueden jugar un papel crucial en la manifestación de los síntomas depresivos. No es raro que, al consultar con profesionales de la salud mental, mucha gente exprese una sensación de que algo no está funcionando correctamente en sus procesos cognitivos, como si las conexiones neuronales que regulan el estado de ánimo y las emociones se hubieran descompensado sin razón ni previo aviso. Otros pacientes pueden no ser plenamente conscientes de estos desequilibrios bioquímicos, particularmente aquellos que han vivido con depresión durante períodos prolongados, a veces desde su juventud o incluso desde la niñez.

→ **Genética y herencia**: la predisposición genética a la depresión es un área de considerable interés en la investigación psiquiátrica. En casos de gemelos idénticos, si uno sufre depresión, existe una probabilidad bastante significativa de que el otro también pueda experimentar la enfermedad en algún punto de su vida. Además, se ha evidenciado que la depresión tiene una notable heredabilidad, con estimaciones que indican que alrededor del 40% de la susceptibilidad a la enfermedad puede atribuirse a factores genéticos, especialmente cuando se observa una prevalencia de la enfermedad entre familiares cercanos.

→ **Personalidad y psicología individual**: ciertos rasgos de personalidad, como la baja autoestima, la susceptibilidad al estrés, la tendencia a la ansiedad, o un enfoque generalmente pesimista de la vida pueden incrementar el riesgo de sufrir depresión. Estas características pueden influir en la manera en que una persona procesa y responde a las experiencias de vida, incluyendo la capacidad de adaptarse a los desafíos y de recuperarse de los contratiempos.

→ **Factores ambientales y experiencias de vida**: el contexto en el que vivimos tiene una influencia innegable en nuestro bienestar psicológico. La exposición continua a entornos negativos —ya sea violencia, negligencia, abuso, o condiciones de pobreza extrema— puede erosionar las defensas mentales y emocionales y dejar a las personas más susceptibles a la depresión. El impacto acumulativo de estas experiencias puede sobrecargar la capacidad de resiliencia de un individuo y llevarlo a un estado de depresión.

Reconocer y entender estos factores es un paso vital hacia el desarrollo de estrategias de tratamiento personalizadas y efectivas que puedan iluminar el camino hacia la recuperación. En última instancia, abordar la depresión con un enfoque holístico e integrador puede ofrecer una senda más clara y esperanzadora para aquellos que buscan superar esta condición.

¿CÓMO SE TRATA LA DEPRESIÓN?

Como hemos comentado desde el comienzo, no todo son malas noticias, aunque quien sufre depresión siente que no hay salida ni solución alguna para su malestar. Esta sensación de desesperanza es tan real que puede llevar a muchos a no pedir o buscar ayuda, pero lo cierto es que sí hay luz al final del túnel. De hecho, la depresión es uno de los trastornos mentales más tratables. Así, entre el 80% y el 90% de las personas que sufren esta enfermedad finalmente responden bien al tratamiento y obtienen algún alivio de sus síntomas o la desaparición completa de los mismos.

Obviamente, solo un profesional de la salud debe diagnosticar la depresión, y una vez que tenga claro que esa es la dolencia que sufre el paciente, proponer o iniciar con él un tratamiento. Y con esta enfermedad sucede lo mismo que con las demás: no todos los tratamientos o medicamentos sirven igual para todos los pacientes. De hecho, hay personas que responden muy bien a un tratamiento, o que lo hacen durante un tiempo, mientras que hay otras a las que la misma terapia no les ayuda en absoluto.

Aún no hemos hablado del tratamiento con ketamina para la depresión, que es el objeto de este libro, porque antes es importante que conozcas todo el abanico de opciones disponibles para ti y para tu caso en concreto (o el de tu familiar o allegado, en el caso de que estés leyendo este libro para ayudar a un tercero). Así pues, a continuación veremos qué clase de opciones existen en la actualidad para poder curarnos de la tan tediosa depresión. Evidentemente, solo un médico o especialista en salud mental podrá decidir qué tratamiento nos conviene más, ya que además de nuestro historial médico y psiquiátrico deberá hacernos otras pruebas relativas a la salud general (como detectar problemas de tiroides o deficiencia de vitaminas), pero siempre está bien que sepamos de primera mano qué opciones tenemos a nuestro alcance, que quizá ya conoces pero que no han funcionado contigo. Empecemos.

A) MEDICAMENTOS ANTIDEPRESIVOS COMUNES

En ocasiones, una persona sufre depresión simplemente como causa de su propia química cerebral, la cual puede contribuir a la aparición y persistencia de la enfermedad, y también puede influir en su tratamiento. En este caso, se pueden recetar antidepresivos para ayudar a modificar la química cerebral en cuestión. Si estás leyendo estas líneas, es prácticamente seguro que ya conoces estos medicamentos o incluso los has probado, con mayor o menor éxito.

Los medicamentos antidepresivos son muy útiles en algunos casos, siempre y cuando el médico en cuestión sepa dar con el correcto para el paciente, pues no todos cumplen la misma función en el cerebro. Si se elige uno correcto y se toma en la dosis indicada, y el paciente responde bien, el medicamento puede producir cierta mejora tras, aproximadamente, dos semanas de uso, aunque es posible que no se observen todos los beneficios de los principios activos de la pastilla en cuestión hasta pasados dos o tres meses. Y si en ese tiempo la persona que padece depresión no se encuentra mejor o incluso si sus síntomas han empeorado, el médico deberá modificar la dosis o cambiar de antidepresivo.

Los médicos, por norma general, suelen recomendar que los pacientes sigan con la pauta que les han marcado al menos durante seis meses, para comprobar durante este período si el antidepresivo en cuestión está haciendo su función o no. Evidentemente, estos medicamentos son útiles para muchas personas, pero para otras no, o al menos no lo suficiente, pues suelen provocar numerosos efectos secundarios que interfieren con la vida normal del paciente, entre ellos, por ejemplo, aumento de peso, mareos, insomnio o anorgasmia. En estos casos, el médico deberá valorar si, como se suele decir, el remedio es peor que la enfermedad, o no.

B) PSICOTERAPIA

Cuando un médico receta un medicamento y establece un tratamiento concreto para un paciente, siempre le recomienda —o, al menos, debería hacerlo— que comience con la psicoterapia. El medicamento antidepresivo, en ocasiones, es lo único que necesita una persona con depresión para aliviar los síntomas, pero en otros muchos casos se necesitan muchísimas sesiones con un profesional de la salud mental (psicólogos) para ahondar en las causas que pueden haber conducido a la persona a sufrir este trastorno psicológico.

En el campo de la salud mental, la integración de la psicoterapia como complemento o incluso como eje central del tratamiento para la depresión es una práctica respaldada por la comunidad médica. La terapia cognitivo-conductual (TCC), en particular, se erige como uno de los enfoques más efectivos y recomendados por médicos, psiquiatras y psicólogos. Este tipo de terapia se concentra en identificar y transformar patrones de pensamiento disfuncionales y negativos, que son frecuentemente un ingrediente central de la depresión.

La prescripción de medicamentos antidepresivos puede ser esencial en muchos casos, especialmente para aquellos pacientes cuyo día a día está marcado por una constante lucha contra pensamientos negativos persistentes y debilitantes sobre ellos mismos o su existencia en general. Sin embargo, es crucial destacar que, para algunos, los fármacos por sí solos no son suficientes, y se requiere un enfoque más profundo y estructurado para abordar las raíces psicológicas del trastorno.

La TCC aborda este desafío de frente y permite que los pacientes tomen conciencia de sus patrones de pensamiento automáticos y frecuentemente negativos, que reconozcan su naturaleza a menudo infundada y que trabajen activamente para reformular esos pensamientos de una manera más positiva y constructiva. Este proceso no solo busca mitigar los síntomas en el presente sino también equipar al individuo con las herramientas necesarias para manejar los desafíos futuros de manera más resiliente y optimista.

En casos de depresión mayor, la TCC suele formar parte de un plan de tratamiento más amplio que incluye medicación, debido a que los pacientes pueden no tener la capacidad de participar plenamente en la terapia sin el apoyo de la farmacoterapia. La duración de la TCC puede variar significativamente de un individuo a otro, influenciada por factores como la severidad de los síntomas y la respuesta al tratamiento. Algunos pacientes pueden experimentar mejoras notables en pocas sesiones, mientras que otros podrían requerir un compromiso terapéutico más prolongado para lograr resultados óptimos.

Por lo tanto, al abordar la depresión es de suma importancia reconocer el valor de la psicoterapia, particularmente la TCC, como un elemento esencial que puede ofrecer no solo alivio a corto plazo sino también un cambio sostenible en la calidad de vida de los pacientes. Con la orientación adecuada y un enfoque terapéutico personalizado, es posible avanzar hacia una recuperación significativa y duradera.

C) TERAPIA ELECTROCONVULSIVA (TEC)

Si los dos tratamientos anteriormente mencionados no funcionan y el paciente sufre depresión mayor grave, que no parece responder o mejorar con ningún tipo de medicación, los médicos suelen recomendar la terapia electroconvulsiva (TEC), reconocida y aplicada desde mediados del siglo xx. La depresión mayor o severa, caracterizada por su profunda inmunidad a los métodos convencionales de tratamiento, incluida una amplia gama de farmacoterapias y estrategias psicoterapéuticas, puede llevar a los profesionales médicos a considerar la TEC como un recurso viable y, a menudo, vital.

La TEC opera mediante la administración controlada y meticulosa de impulsos eléctricos en el cerebro, una técnica que, aunque inicialmente pueda parecer intimidante, se efectúa con el paciente bajo los efectos de la anestesia para garantizar el confort y la ausencia de dolor durante el procedimiento. Generalmente, un régimen estándar de TEC implica sesiones que se llevan a cabo dos o tres veces por semana, con un límite general de hasta doce sesiones, aunque este número puede variar dependiendo de la respuesta individual del paciente y de la discreción clínica del especialista responsable del tratamiento.

La Sociedad Española de Psiquiatría y Salud Mental (SEPSM) ha señalado la eficacia de la TEC como significativamente superior a la de los placebos, tratamientos psicoterapéuticos y regímenes antidepresivos tradicionales, particularmente en aquellos casos en los que estos últimos han demostrado ser ineficaces[3]. Los datos sugieren que hasta un 80% de los casos más refractarios a tratamiento convencional pueden encontrar alivio con la TEC, y en aproximadamente la mitad de los pacientes tratados se observa una mejoría notable en un intervalo de tiempo relativamente corto de tres semanas.

Aunque la historia de la TEC está marcada por controversias durante sus primeras décadas de uso, los avances en la técnica y la rigurosa regulación de su aplicación han transformado esta terapia en una opción segura y efectiva. Por ello, la inclusión de la TEC en el arsenal de tratamientos para la depresión refleja un compromiso continuo con la evolución de la psiquiatría y un testimonio del esfuerzo incansable por ofrecer soluciones compasivas y efectivas a aquellos que más lo necesitan.

D) TRATAMIENTO CON KETAMINA

La ketamina, un fármaco que ha suscitado un renovado interés en el ámbito de la salud mental, representa un hito en la evolución del tratamiento de la depresión. Este compuesto farmacológico, aunque no es nuevo en la práctica médica, ha cobrado protagonismo en tiempos recientes debido a su notable eficacia en el manejo de los episodios depresivos, una eficacia que ha sido respaldada por una creciente evidencia científica. Las investigaciones y ensayos clínicos, meticulosamente documentados en bases de datos académicas como PubMed, Embase y Elsevier, han revelado que la ketamina actúa con una velocidad y una potencia en el alivio de los síntomas depresivos que superan con creces las expectativas previamente establecidas por otros tratamientos.

La particularidad de la ketamina radica en su mecanismo de acción, que se caracteriza por la interacción de esta sustancia con el receptor N-metil D-aspartato (NMDA) en el cerebro. Esta interacción es singularmente diferente de la de los antidepresivos convencionales y se ha demostrado que interviene de manera directa y eficiente en los procesos neuroquímicos asociados con la depresión. La ketamina, un antagonista del receptor NMDA derivado de la fenciclidina, ha sido objeto de estudio y discusión dentro de la comunidad científica, con la participación de instituciones de renombre como la American Psychiatric Association[4], que en 2017 consolidó la relevancia clínica de la ketamina en un consenso que compilaba los hallazgos de siete estudios clínicos aleatorizados, subrayando su perfil de acción rápido y su destacada contribución al tratamiento de los trastornos del ánimo.

A pesar de que la ketamina aún no ha alcanzado el nivel de conocimiento público que tienen los tratamientos antidepresivos tradicionales, su reconocimiento y adopción en el entorno médico ha crecido de manera exponencial. En Estados Unidos, y también en España, un número creciente de hospitales y clínicas privadas han comenzado a ofrecer terapia con ketamina como una opción terapéutica viable y confiable. Este cambio es indicativo de una tendencia emergente en psiquiatría, que busca incorporar tratamientos más efectivos y con unan acción más rápida para los pacientes que sufren de depresión severa.

La literatura médica de los últimos años ha visto un florecimiento de estudios sobre la ketamina, muchos de los cuales han sido publicados en revistas de alto impacto como *British Medical Journal*[5]. Estos estudios no solo corroboran su utilidad en el tratamiento de la depresión, sino que también la posicionan como la primera innovación médica de envergadura en la lucha contra este trastorno en casi medio siglo, marcando así el comienzo de una nueva era en el tratamiento de la depresión que abre un horizonte de esperanza para quienes buscan alivio a su sufrimiento.

2

BREVE **HISTORIA** DE LA **KETAMINA**

El empleo de la ketamina para combatir la depresión genera tanta euforia como incredulidad, debido a que no es tan conocida por el gran público. Como sucede con todos los hallazgos médicos relevantes, hay profesionales e investigadores que rápidamente comienzan a profundizar en el tema, para así demostrar con pruebas, datos y casos reales la eficacia del tratamiento novedoso, mientras que otros muchos se paralizan y prefieren continuar con los medicamentos y terapias conocidas hasta ahora, cuya eficacia no es del todo convincente, especialmente en los casos más graves.

En lo que se refiere al tratamiento con ketamina para la depresión, ha comenzado a ganar notoriedad en España en los últimos años, aunque la sustancia en sí es conocida y utilizada desde hace mucho tiempo en el ámbito médico por otras razones. La esketamina, un isómero de la ketamina, fue aprobada en nuestro país en el año 2022 como tratamiento para la depresión mayor resistente a otros tratamientos, y su eficacia ha sido documentada en estudios clínicos. Esta aprobación representa un avance significativo, ya que la esketamina ha demostrado ser eficaz desde las primeras

24 horas de administración, lo que supone una mejora significativa en comparación con el inicio de acción de los antidepresivos tradicionales, que puede tardar semanas. Además, se ha comprobado que el tratamiento continuado con esketamina reduce el riesgo de recaída en los pacientes que responden al mismo.

En Europa, España fue el primer país que aprobó un fármaco basado en la ketamina, y este paso se dio a partir de los datos obtenidos en ensayos clínicos que permitieron confirmar su efectividad para la depresión resistente. Las investigaciones y la práctica clínica han destacado la importancia de contar con nuevas herramientas para enfrentar los trastornos depresivos, reiterando que la depresión es una de las principales causas de muerte por suicidio y que tratamientos innovadores como la esketamina pueden jugar un papel crucial en el manejo de la enfermedad.

Antes de ahondar más en el tema que concierne al tratamiento de la ketamina, conviene que conozcas de primera mano qué es esta sustancia y cómo surgió, para que así tengas el mapa completo de esta novedosa sustancia que está revolucionando la medicina moderna.

La ketamina surgió en 1962, en un laboratorio de Michigan (EE.UU.), creada por Calvin Stevens, un químico estadounidense y profesor de Química Orgánica en la Universidad Estatal de Wayne. Stevens pasó a la historia por ser el primero en sintetizar esta droga derivada de la fenciclidina (PCP), en los Laboratorios Parke Davis, que prometía ser un anestésico efectivo pero sin los indeseables efectos secundarios de su predecesora.

El hallazgo de la ketamina fue tan sorprendente que apenas dos años después, en 1964, la sustancia, entonces conocida como CI-581, fue administrada por primera vez a un ser humano, marcando así un hito en la historia médica mundial, ya que los resultados obtenidos mostraban un camino prometedor, pues en apenas dos años se estaba convirtiendo en un anestésico seguro, fiable y de fácil manejo.

Tras centenares de pruebas, estudios e investigaciones, solo seis años después, en 1970, la ketamina era aprobada por la Administración de Alimentos y Medicamentos de Estados Unidos (FDA), lo cual le abría las puertas a su uso en pacientes de todo tipo, desde niños hasta ancianos. Es decir, en apenas ocho años, la ketamina había pasado de existir a ser utilizada para tratar a seres humanos. Este hito sin igual solo fue posible porque las autoridades médicas americanas comprobaron que era segura y que no afectaba significativamente la respiración ni la presión arterial, características que la hacían ideal en entornos donde los recursos eran limitados, como en el campo de batalla.

En este sentido, durante la guerra de Vietnam se convirtió en un salvavidas, un «medicamento compañero» para los soldados estadounidenses, pues les ofrecía alivio del dolor y sedación en condiciones extremas. Esta utilidad se extendió a otros contextos, como en las misiones del Royal Flying Doctor Service en Australia (un servicio de ambulancia aérea destinado a aquellas personas que viven en áreas terrestres remotas y de difícil acceso), en las que la ketamina se convirtió en un aliado para la sedación durante el transporte aéreo.

Pero como te puedes imaginar, no solo encontró rápidamente su lugar en la medicina humana. De hecho, en el mundo veterinario se estableció como un anestésico indispensable, seguro y efectivo en una diversidad de especies, desde animales domésticos hasta exóticos, lo que también supuso un avance increíble en todo lo relacionado con los tratamientos y el bienestar animal.

Mientras tanto, fuera de los entornos médicos y veterinarios, la ketamina comenzó a trazar otro camino en la década de los setenta, cuando llegó a la calle, donde era consumida como droga psicoativa, codeándose con sustancias como el LSD, y fue explorada por «psiconautas» como John Lilly y Marcia Moore, quienes documentaron sus experiencias con ella.

Pero, a pesar de las controversias que rodearon a otros psicodélicos, la ketamina logró mantener su legalidad y conservar un lugar único entre las sustancias de su clase, hasta el punto de que este interés se ha renovado en los últimos tiempos, y se han impulsado investigaciones sobre su potencial en el tratamiento de condiciones psiquiátricas, como la depresión, o en el tratamiento de adicciones severas de alcoholismo.

A lo largo de su historia, pues, la ketamina ha navegado por aguas diversas —desde los quirófanos hasta los campos de guerra, de las clínicas veterinarias a las profundidades de la psique humana—, y ha demostrado ser una sustancia de sorprendente versatilidad y potencial.

LA HISTORIA DE LA KETAMINA, EN OCHO CLAVES

Sustancia de notable versatilidad e historia rica y variada, la ketamina ofrece una narrativa que se entrelaza con los avances médicos y culturales del último medio siglo. Desde su síntesis en el laboratorio en 1962 hasta su uso contemporáneo, ha recorrido un camino intrigante y multifacético. Este relato se puede desglosar en un mosaico de etapas clave, cada una de las cuales aporta luz a la comprensión global de su papel en la medicina y más allá. A continuación, y a modo de aproximación, detallaremos con mayor amplitud ocho claves fundamentales que ofrecen una visión más completa de su desarrollo y aplicación en diversas áreas.

1. **Síntesis y primeros estudios (1962)**: la historia comienza con su descubrimiento por Calvin Stevens en Michigan, que sintetizó la ketamina para su uso como un anestésico seguro y eficaz. Los primeros estudios revelaron efectos secundarios inesperados que desencadenaron la búsqueda de aplicaciones clínicas más seguras. No pasó mucho tiempo hasta que la ketamina debutó en la práctica clínica humana en 1964, arrojando cierta esperanza, debido a su perfil de seguridad mejorado en comparación con otros anestésicos de la época.

2. **Primer uso en humanos (1964)**: el año 1964 marcó un hito cuando la ketamina, por entonces denominada «CI-581», se administró por primera vez a un ser humano. A pesar de algunos efectos secundarios, se comprobó que era considerablemente más segura y manejable en comparación con otros anestésicos convencionales utilizados en ese momento.

3. **Aprobación de la FDA (1970)**: en 1970, la Administración de Alimentos y Medicamentos de Estados Unidos (FDA) otorgó su aprobación a la ketamina. Este paso crucial reconoció oficialmente su valor como anestésico para pacientes de todas las edades, es decir, niños, adultos y ancianos, especialmente en procedimientos quirúrgicos y diagnósticos que no requerían relajación muscular.

4. **Uso militar y en entornos remotos**: durante la guerra de Vietnam, la ketamina se convirtió en una herramienta esencial para los soldados estadounidenses, ya que aliviaba el dolor y sedaba en condiciones de combate, lo que la hizo invaluable en situaciones de emergencia. Su utilidad también se extendió a entornos militares.

5. **Uso veterinario**: la ketamina se ha consolidado como una herramienta indispensable en la medicina veterinaria. Su perfil de seguridad y eficacia en una amplia va-

riedad de especies ha contribuido a un uso extendido en este campo.

6. **Incorporación en la contracultura**: los años setenta vieron la incursión de la ketamina en la contracultura, ámbito en el cual era conocida coloquialmente como «Special K». Fue utilizada junto con otros agentes psicodélicos como el LSD y dio lugar a experimentaciones notables por parte de figuras destacadas, como John Lilly y Marcia Moore, que contribuyeron a hacerla famosa en ciertos ambientes alejados de la medicina.

7. **Uso para combatir el alcoholismo (1977)**: investigaciones efectuadas en Rusia evidenciaron que la ketamina podría ser beneficiosa en el tratamiento del alcoholismo, consiguiéndose mejoras significativas en la condición de los pacientes. En concreto, aproximadamente el 65% de los enfermos tratados experimentaron mejoras en su condición gracias a esta sustancia.

8. **Uso terapéutico y legalidad**: la ketamina encontró aplicaciones en terapias psicodélicas, hasta que la seguridad del LSD y la psilocibina fue cuestionada. A diferencia de estos compuestos, la ketamina mantuvo su estatus legal durante un período prolongado, lo que ha generado un resurgimiento reciente del interés para utilizarla con fines psiquiátricos y terapéuticos.

En síntesis, la historia de la ketamina es un relato apasionante que abarca desde su descubrimiento y los primeros usos como anestésico hasta su incursión en la contracultura y su resurgimiento en aplicaciones terapéuticas. A lo largo de las décadas, ha demostrado ser una sustancia única y versátil con un impacto perdurable en la medicina y la psicoterapia. Su evolución continúa siendo motivo de interés y estudio en el ámbito científico y médico.

3

EN QUÉ SE DIFERENCIA LA KETAMINA DE LOS MEDICAMENTOS ANTIDEPRESIVOS CONVENCIONALES

Hasta ahora hemos visto qué es la depresión y qué es la ketamina, pero ¿por qué deberíamos utilizar este medicamento para tratar nuestra enfermedad y no otro antidepresivo convencional? ¿En qué se diferencian ambos? Estas son preguntas que seguro que te estás haciendo, y es importante que conozcas las respuestas, para así completar el mapa sobre la ketamina y su potencial en el tratamiento de la depresión, así que empecemos.

El mecanismo de acción de la ketamina se diferencia notablemente del de los antidepresivos convencionales, especialmente porque no solo combate los síntomas de la depresión, sino también las causas subyacentes del trastorno, lo que facilita una recuperación más integral del paciente desde el inicio del tratamiento.

Y esto es posible gracias al hecho de que opera más allá del enfoque monoaminérgico tradicional, influyendo sobre múltiples neurotransmisores y desencadenando un efecto dominó terapéutico. Es decir, tiene un efecto mucho más completo que el de los antidepresivos convencionales. Además, la ketamina tiene un notable impacto en el crecimiento neuronal y la neurogénesis (haciendo que el cerebro se vuelva más eficiente), particularmente en el hipocampo, lo que podría explicar las mejoras en el estado de ánimo y las funciones cognitivas observadas en algunos pacientes.

La ketamina reorganiza la actividad en el cerebro como si se hubiera accionado un interruptor en sus circuitos activos, tal y como han revelado numerosos investigadores, como los del Sistema de Salud de la Universidad de Pensilvania[6], quienes describieron que después de la administración de ketamina las neuronas normalmente activas fueron silenciadas, mientras que otro conjunto de neuronas que normalmente estaba tranquilo entró repentinamente en acción.

De este modo, establecieron que la ketamina bloqueaba la actividad de los receptores sinápticos (la unión entre neuronas), llamados receptores NMDA, y los canales iónicos, llamados canales HCN. Asimismo, los científicos demostraron que debilita varios conjuntos de neuronas corticales inhibidoras que normalmente suprimen otras neuronas. Esto permitió que las neuronas normalmente silenciosas, las que normalmente se suprimían cuando no había ketamina presente, se activaran.

Hallazgos similares se están produciendo en todo el mundo desde hace décadas, y básicamente llegan a la misma conclusión: que la ketamina actúa afectando varios sistemas de neurotransmisores en el cerebro, incluido el sistema glutamatérgico, pues:

→ Bloquea los receptores NMDA y activa los receptores AMPA, lo que provoca un aumento en la liberación de glutamato.

→ Este aumento del glutamato conduce a la sinaptogénesis y la neuroplasticidad, que se consideran relevantes en el tratamiento de la depresión, ya que esta enfermedad suele asociarse con una disminución de la neuroplasticidad, lo que significa que el cerebro es menos capaz de adaptarse a nuevas situaciones o experiencias. Al parecer, la ketamina aumenta la neuroplasticidad, lo que puede explicar por qué puede tener efectos antidepresivos.

→ Además, se cree que crea más sinapsis o conexiones entre las células cerebrales, lo que puede ayudar a aliviar la depresión y disminuir los pensamientos suicidas.

→ También se ha observado que ayuda a reducir la inflamación en el cerebro, alteración esta que puede ser un factor que contribuye a la depresión.

→ Además de sus efectos sobre el sistema glutamatérgico, la ketamina también afecta otros sistemas de neurotransmisores en el cerebro, incluido el sistema opioide. Se ha demostrado que activa los receptores opioides, lo que también puede contribuir a sus efectos antidepresivos.

Comprender el funcionamiento de la ketamina para entender la depresión sigue siendo un área de investigación activa, pero lo que es evidente es que esta sustancia actúa en múltiples sistemas del cerebro. Esta puede ser la razón por la que es tan eficaz en personas que no han respondido a otros tratamientos para la depresión, como los medicamentos tradicionales, los cuales tienen un mecanismo de acción más lento (hay que esperar de cuatro a ocho semanas para ver resultados) y se comportan de forma diferente en el cerebro.

El mecanismo de acción de los antidepresivos actuales se centra en la inhibición de la recaptación de las monoaminas (noradrenalina, serotonina o dopamina, según el tipo de antidepresivo). Existen principalmente dos tipos de antidepresivos en el mercado: los ISRS y los IRSN.

Los ISRS (Inhibidores Selectivos de la Recaptación de Serotonina) actúan sobre el sistema de neurotransmisión serotoninérgico del cerebro. La serotonina es un neurotransmisor implicado directamente en la regulación del estado de ánimo, el sueño, la ansiedad y la conducta alimentaria. Estos medicamentos ejercen su acción sobre el transportador de serotonina para evitar que esta sea recaptada por las neuronas presinápticas y permanezca más tiempo en la hendidura sináptica, donde puede unirse a los receptores. Los ISRS más recetados en España son estos:

1. **Fluoxetina**: es uno de los ISRS más antiguos y ampliamente utilizados. Se prescribe comúnmente contra la depresión, el trastorno obsesivo-compulsivo (TOC), la bulimia nerviosa y el trastorno de pánico. También se usa ocasionalmente para tratar el trastorno disfórico premenstrual y otros desórdenes.
2. **Citalopram**: es otro ISRS utilizado en el tratamiento de la depresión mayor y el trastorno de ansiedad generalizada (TAG). También puede ser eficaz para otros trastornos de ansiedad y del estado de ánimo.
3. **Paroxetina**: la paroxetina se usa para una variedad de trastornos como la depresión, el TOC, el trastorno de ansiedad social, el trastorno de pánico y el trastorno de estrés postraumático (TEPT). También puede ayudar a reducir los síntomas del síndrome de la menopausia y el trastorno disfórico premenstrual.
4. **Sertralina**: la sertralina es efectiva en el tratamiento de la depresión, el TOC, el trastorno de ansiedad social, el trastorno de pánico y el TEPT. En ocasiones, se utiliza asimismo para tratar el trastorno de ansiedad generalizada y el trastorno obsesivo-compulsivo en niños y adolescentes.
5. **Escitalopram**: es una versión mejorada del citalopram y se prescribe para tratar la depresión y el TAG. Se con-

sidera que tiene menos efectos secundarios en comparación con otros ISRS.

Por su parte, los IRSN (Inhibidores de la Recaptación de Serotonina y Noradrenalina) ejercen su acción sobre el sistema de neurotransmisión serotoninérgico y noradrenérgico del cerebro. La noradrenalina es también importante en la regulación del estado de ánimo y el estrés. Estos medicamentos inhiben la recaptación de serotonina y noradrenalina por parte de las neuronas presinápticas, lo que conlleva el aumento de ambos neurotransmisores en la hendidura sináptica. Los IRSN más recetados son los siguientes:

1. **Venlafaxina**: se utiliza en el tratamiento de la depresión mayor, el trastorno de ansiedad generalizada (TAG), el trastorno de ansiedad social y el trastorno de pánico. Este medicamento funciona al aumentar los niveles de serotonina y norepinefrina en el cerebro, lo que puede ayudar a mejorar el estado de ánimo y reducir los síntomas de la ansiedad y la depresión. La venlafaxina está disponible en diferentes formulaciones, incluyendo versiones de liberación inmediata y de liberación prolongada.

2. **Duloxetina**: la duloxetina es otro IRSN utilizado en el tratamiento de la depresión mayor, el TAG, el trastorno de ansiedad social, el trastorno de dolor neuropático diabético, la fibromialgia y el estrés postraumático (TEPT). Al igual que la venlafaxina, la duloxetina aumenta los niveles de serotonina y norepinefrina en el cerebro para ayudar a aliviar los síntomas de la depresión y la ansiedad. Además de su uso en trastornos del estado de ánimo, también es eficaz para tratar el dolor crónico, como la neuropatía diabética y la fibromialgia.

Asimismo, existen los antidepresivos tricíclicos, tetracíclicos y los inhibidores de la monoaminooxidasa (IMAO), los cuales, aunque son efectivos para aliviar los síntomas depresivos, apenas se recetan en comparación con los antidepresivos más modernos debido a sus efectos secundarios y consideraciones de seguridad.

1. **Antidepresivos tricíclicos (ATC)**: son unos medicamentos desarrollados en los años cincuenta que fueron uno de los primeros tratamientos efectivos para la depresión. Funcionan al aumentar los niveles de neurotransmisores como la serotonina y la norepinefrina en el cerebro. Ejemplos de antidepresivos tricíclicos incluyen la amitriptilina, la imipramina y la nortriptilina. Pese a su eficacia, estos medicamentos a menudo causan efectos secundarios significativos, como sequedad de boca, somnolencia, aumento de peso, mareos y problemas cardíacos. Debido a ello y al desarrollo de antidepresivos más seguros, actualmente los ATC se prescriben con menos frecuencia.

2. **Antidepresivos tetracíclicos**: son una categoría de medicamentos antidepresivos con una estructura química similar a la de los tricíclicos, pero con algunas diferencias en su mecanismo de acción. La mirtazapina es un ejemplo común de antidepresivo tetracíclico. Estos medicamentos también actúan sobre los neurotransmisores, pero en comparación con los ATC tienden a causar menos efectos secundarios, especialmente de tipo anticolinérgico. La mirtazapina, por ejemplo, puede aumentar el apetito y causar sedación, por ello suele recetarse en casos de insomnio prolongado.

3. **Inhibidores de la monoaminooxidasa (IMAO)**: son un tipo de antidepresivos más antiguos que actúan inhibiendo la enzima monoaminooxidasa, que descompone

los neurotransmisores en el cerebro, como la serotonina y la norepinefrina. Esto hace aumentar los niveles de estos neurotransmisores en el cerebro y puede aliviar los síntomas de la depresión. Sin embargo, los IMAO tienen una serie de restricciones dietéticas y de medicamentos debido a interacciones potencialmente peligrosas. Además, pueden causar efectos secundarios graves si se consumen alimentos o medicamentos incompatibles durante su uso. Debido a estas complicaciones y al desarrollo de antidepresivos más seguros, los IMAO se prescriben con mucha menos frecuencia en la actualidad y generalmente se reservan para casos específicos que no responden a otros tratamientos.

En resumen, los antidepresivos tricíclicos, tetracíclicos e IMAO son categorías de medicamentos antidepresivos efectivos, pero su uso ha disminuido significativamente debido a los efectos secundarios y a las preocupaciones de seguridad asociadas. En su lugar, se han desarrollado y se prescriben con mayor frecuencia otros tipos de antidepresivos, como los Inhibidores Selectivos de la Recaptación de Serotonina (ISRS) y los Inhibidores de la Recaptación de Serotonina y Norepinefrina (IRSN), que tienden a tener un perfil de efectos secundarios más favorable.

Como hemos visto, las diferencias en el mecanismo de acción de los antidepresivos convencionales y la ketamina son un punto fundamental a considerar en la comprensión de por qué algunas personas experimentan beneficios significativos para el tratamiento de su depresión con estos medicamentos, mientras que otros no obtienen resultados tan favorables. Esta disparidad en la eficacia puede deberse en parte a las diferencias en cómo estos compuestos interactúan con el cerebro y sus sistemas neurotransmisores.

Para profundizar en esta cuestión, es importante reconocer que, hasta la fecha, nuestra comprensión sobre cómo afecta la ketamina al cerebro aún se encuentra en fase de investigación. Sin embargo, los avances científicos obtenidos hasta el momento han brindado información esclarecedora que sugiere que no ejerce su influencia sobre un neurotransmisor específico, como hacen los antidepresivos convencionales que a menudo se centran en la modulación de la serotonina, la norepinefrina o la dopamina.

En cambio, la ketamina parece desencadenar una serie de respuestas y efectos en el cerebro que desafían la noción tradicional de la depresión como un trastorno de un solo neurotransmisor. En lugar de ello, su acción en el cerebro parece ser más amplia y multifacética, provocando una especie de «efecto dominó» en los sistemas neurales que tienen relevancia para el estado de ánimo y la depresión.

Este enfoque singular de la ketamina en el cerebro ha intrigado a la comunidad científica y médica, y ha dado lugar a investigaciones adicionales para comprender más a fondo su mecanismo de acción y su potencial para el tratamiento de la depresión resistente al tratamiento convencional. A medida que la investigación continúa avanzando, es posible que descubramos más detalles sobre las posibilidades de que la ketamina pueda ser una herramienta valiosa en el tratamiento de la depresión y ofrecer un nuevo enfoque terapéutico que va más allá de la modulación de un solo neurotransmisor.

4

TRATAMIENTO CON KETAMINA PARA COMBATIR LA DEPRESIÓN

Los hallazgos antes mencionados no hubieran sido posibles sin el trabajo de centenares de investigadores, quienes, guiados por la curiosidad y la necesidad, se embarcaron en un viaje para explorar las profundidades desconocidas de la medicina psiquiátrica y tratar de descubrir si la ketamina podría ser la clave para tratar la depresión resistente al tratamiento.

La exploración del uso de ketamina en el tratamiento de la depresión comenzó a finales de los años noventa, cuando investigadores de la Universidad de Yale estudiaban el fármaco como una forma de entender la esquizofrenia. Pero entonces descubrieron que la ketamina, que provoca una desconexión del «yo» y la realidad, similar a algunos síntomas de la esquizofrenia, podía tener un efecto rápido para aliviar la depresión.

El primer hito en esta exploración fue el estudio de Berman, en el año 2000[7]. En un ensayo meticulosamente diseñado, fueron seleccionados ocho pacientes con depresión resistente al tratamiento. Se les administró ketamina o un placebo en un entorno controlado y los resultados fueron reveladores, pues la mitad de los enfermos experimentaron una reducción significativa de sus síntomas de depresión. Al parecer, pues, en contra de todas las expectativas, la ketamina estaba haciendo algo extraordinario.

Dos años más tarde, en Japón, el Dr. Kudoh observó un fenómeno similar en un estudio[8] en el que pacientes con depresión, sometidos a cirugía ortopédica, recibieron ketamina como parte de su anestesia. Estos pacientes experimentaron un notable —aunque efímero— alivio de la depresión y del dolor posoperatorio.

Los años pasaron y emergieron más estudios. En 2005, Ostroff[9] describió un caso asombroso de una mujer con una severa depresión resistente al tratamiento que mostró una mejora inmediata tras recibir ketamina durante la terapia electroconvulsiva. Otro estudio, de Correll y Futter, en 2006[10], utilizó infusiones continuas de ketamina durante cinco días, observando mejoras significativas y duraderas.

Sin embargo, el hito más significativo llegó en 2006 con el estudio del Instituto Nacional de Salud Mental (NIMH) de EE.UU., publicado en la revista *Archives of General Psychiatry*[11], que confirmó lo que Berman había apuntado: que la ketamina podía transformar la vida de aquellos que habían perdido la esperanza con los tratamientos convencionales. Esta investigación demostró que la ketamina, en dosis mucho menores que las utilizadas en su versión como anestésico, lograba un potente efecto antidepresivo en apenas 40 minutos en pacientes con depresión bipolar resistente al tratamiento.

A medida que la década avanzaba, se exploraron nuevas vías de estudio, como el efecto de la ketamina oral, su impacto en la depresión bipolar y otras combinaciones con los tratamientos antidepresivos ya existentes. Cada estudio añadía una pieza más al rompecabezas y revelaba un panorama de posibilidades y limitaciones.

Por entonces, y a pesar de los avances, la ketamina no se presentaba como una cura definitiva para la depresión, ya que los pacientes experimentaban recaídas, pero la disminución rápida de los pensamientos suicidas se convirtió en un rayo de esperanza en el oscuro mundo de esta enfermedad. En el mundo médico, la ketamina se erige como un faro de potencial, persistencia e innovación, y una promesa para aquellos que aún buscan luz en la oscuridad de la depresión; para aquellos que lo han probado todo y no les ha funcionado.

En la actualidad, son numerosos los médicos que trabajan con la ketamina para aliviar la depresión de sus pacientes. Muchos de ellos, de hecho, están contando al mundo su historia y la de las personas que han tratado, con el objetivo de poder ayudar a quien lo necesite. Uno de estos profesionales médicos es el psiquiatra Stephen J. Hyde, que describe su experiencia con la ketamina en su libro *Ketamine for Depression*[12].

Aunque inicialmente solo tenía una conciencia vaga de la ketamina, su interés aumentó notablemente tras observar mejoras en los síntomas depresivos severos de una paciente que recibió una infusión subcutánea de ketamina por un dolor persistente severo. Posteriormente, en 2014, mientras trataba a un paciente con un trastorno obsesivo-compulsivo (TOC) severo, Hyde se encontró con estudios sobre el uso exitoso de ketamina intravenosa para reducir los síntomas de TOC en un grupo pequeño de pacientes en Estados Unidos.

Esto le llevó a investigar más a fondo el uso de esta sustancia y encontró artículos sobre el uso de ketamina sublingual en dosis bajas para tratar trastornos del estado de ánimo resistentes al tratamiento, y sobre el uso prolongado de ketamina sublingual para combatir diversas condiciones de dolor crónico sin problemas significativos de dependencia o adicción.

Inspirado por estos hallazgos, desarrolló un protocolo de tratamiento utilizando ketamina sublingual en dosis bajas, por el cual los pacientes empezaron administrándose dosis en su hogar cada dos días, continuando con sus tratamientos actuales. Si no había mejoría, la dosis se incrementaba gradualmente hasta obtener beneficios claros o aparecer efectos secundarios problemáticos. Quienes mejoraban completamente extendían el intervalo entre dosis, tomando otra únicamente cuando su estado de ánimo empezaba a decaer. En este punto, se podía empezar a reducir otros medicamentos. Y en los pacientes que mejoraban parcialmente, se probaban combinaciones de terapias psicológicas, medicamentos, cambios dietéticos y ejercicio junto con la ketamina. Si no respondían, se buscaban tratamientos mejores.

Tras un largo período de tiempo, el autor informó que, desde que había comenzado a utilizar ketamina, aproximadamente el 70% de sus pacientes que tomaban parte en el ensayo mostraron mejorías claras, y el 40% se recuperó completamente. Y, de hecho, algunos pacientes no necesitaron tomar ketamina durante meses, reflejando los resultados de ensayos anteriores. En la actualidad, Stephen J. Hyde está prácticamente retirado, aunque sigue viendo a cerca de 90 pacientes por su tratamiento a largo plazo.

Como hemos visto, aun tratándose de un tratamiento relativamente nuevo, existen centenares de estudios que han demostrado que la ketamina puede ser efectiva para tratar la depresión resistente al tratamiento, con una respuesta rápida y efectos que duran varios días. Sin embargo, no se considera una cura permanente y los pacientes a menudo experimentan recaídas. También se ha observado que puede hacer que se reduzcan rápidamente los pensamientos suicidas.

LA HISTORIA DEL TRATAMIENTO DE LA DEPRESIÓN CON KETAMINA EN DIEZ CLAVES

La narrativa histórica del tratamiento de la depresión mediante el uso de ketamina es un relato en constante evolución que abarca, como hemos visto, un conjunto de avances y descubrimientos cruciales que han contribuido al entendimiento contemporáneo de esta terapia. Estos acontecimientos clave a lo largo de las décadas han proporcionado una visión más clara sobre la eficacia y el potencial de la ketamina como un agente antidepresivo. A través de una perspectiva más detallada y extensa, exploraremos este relato histórico en diez puntos fundamentales.

1. **Estudios pioneros (1970-1990)**: a partir de los años setenta y durante las siguientes dos décadas, varios estudios iniciales comenzaron a sugerir la posibilidad de que la ketamina pudiera tener efectos antidepresivos y ansiolíticos. Estos efectos iniciales se atribuyeron a una mejora en la salud psicológica general que surgía después de la inducción de estados no convencionales de conciencia, comúnmente conocidos como «resplandor psicodélico».

2. **Efecto antidepresivo inesperado (2000)**: un acontecimiento paradigmático se produjo en el año 2000, cuando un estudio liderado por el Dr. Krystal y su equipo de investigación detectó efectos antidepresivos inesperados en dosis bajas de ketamina, que se situaban por debajo del umbral de efectos psicodélicos, en individuos que padecían depresión.

3. **Confirmación de la eficacia antidepresiva**: subsiguientes investigaciones confirmaron la capacidad de

dosis bajas de ketamina para inducir un efecto antidepresivo rápido y, en algunos casos, duradero. Este hallazgo abrió nuevas puertas en la búsqueda de tratamientos más efectivos para la depresión.

4. **Trastorno Depresivo Resistente al Tratamiento (TRD) (2006)**: el año 2006, un estudio del Instituto Nacional de Salud Mental (NIMH) demostró que una única dosis subanestésica de ketamina proporcionaba alivio inmediato, aunque no sostenido, de los síntomas depresivos en pacientes que sufrían de TRD. Estos pacientes enfrentaban una depresión especialmente resistente a tratamientos convencionales.

5. **Exploración de modalidades de administración variadas**: a lo largo de los años, se ha explorado una variedad de formas para administrar la ketamina en contextos clínicos. Estas modalidades incluyen la infusión intravenosa durante 40 a 60 minutos, así como experimentos con administración intramuscular e intranasal, lo que ha ampliado las opciones terapéuticas disponibles.

6. **Efectividad en diversos trastornos**: más allá de la depresión, la investigación también ha documentado la efectividad de la ketamina en el tratamiento de trastornos alimentarios y el trastorno obsesivo-compulsivo, lo que ha ampliado su espectro de aplicación terapéutica.

7. **Duración y estrategias de mantenimiento**: la duración del efecto antidepresivo de la ketamina puede variar significativamente entre los individuos. Como resultado, se han explorado estrategias de mantenimiento para prolongar los beneficios terapéuticos. Estas estrategias incluyen la administración oral, sublingual e intranasal, con el objetivo de extender los efectos positivos a lo largo del tiempo.

8. **Incremento en el uso clínico**: el uso clínico de la ketamina ha experimentado un aumento notorio en las últi-

mas décadas, especialmente en Estados Unidos y en menor medida en Europa, aunque un número cada vez mayor de profesionales de la salud la está considerando como una opción terapéutica viable para pacientes con TRD y otros trastornos.

9. **Designación de terapia innovadora por la FDA**: en 2013, la Administración de Alimentos y Medicamentos de Estados Unidos (FDA) otorga la designación de «terapia innovadora» para el desarrollo de ketamina intranasal como tratamiento para la depresión, lo que subraya su importancia en la innovación terapéutica.

10. **Aprobación en España (2022)**: en un hito significativo en el ámbito nacional, el Ministerio de Sanidad aprobó en 2022 la esketamina, un derivado de la ketamina, para el tratamiento del trastorno depresivo mayor resistente al tratamiento. Este paso marca un reconocimiento oficial de la eficacia y la utilidad de la ketamina en el tratamiento de la depresión en el contexto español.

En resumen, la ketamina ha emergido como un agente antidepresivo eficaz, particularmente en casos de depresión severa y resistente a otros tratamientos. Su uso clínico está en constante crecimiento, y se están explorando diversas modalidades de administración con el objetivo de maximizar su eficacia y practicidad. Estos avances históricos y desarrollos recientes han generado un interés considerable en la comunidad médica y científica hacia la ketamina como una opción terapéutica prometedora en la lucha contra la depresión, marcando un hito en la historia de la psicofarmacología moderna.

5

VÍAS DE ADMINISTRACIÓN DE LA KETAMINA PARA EL TRATAMIENTO DE LA DEPRESIÓN

Una vez que sabemos qué es la ketamina y que su uso está más que probado y demostrado para el tratamiento de la depresión, conviene pasar al siguiente punto: las vías de administración de esta sustancia.

La primera evidencia de que la ketamina podría ayudar a pacientes con depresión mayor resistente al tratamiento apareció hace 15 años con el mencionado estudio de Berman *et al.*, del año 2000, en el cual se utilizaron dosis subanestésicas de ketamina (0,5mg por kg de peso corporal) administradas lentamente por vía intravenosa durante 40 minutos.

Desde entonces, y ante los resultados positivos que tuvo aquel ensayo controlado con placebo, el procedimiento de administración por vía intravenosa ha sido replicado por diferentes grupos de investigación en Estados Unidos. Además, se han publicado estudios que describen mejoras similares en pacientes con depresión bipolar y suicidio agudo, así como en trastornos como el TOC, el TEPT y los de tipo alimentario.

La investigación sobre el uso de la ketamina para trastornos psiquiátricos ha pasado de ser considerada marginal a tener una relativa respetabilidad. De hecho, metaanálisis recientes confirman que una sola dosis de ketamina intravenosa puede inducir una mejora rápida en el estado de ánimo que dura una semana o más. También hay estudios que muestran beneficios más duraderos tras la administración de múltiples dosis de ketamina.

Aunque aún faltan ensayos controlados aleatorios multicéntricos de gran escala, muchos médicos y pacientes han decidido usar ketamina de manera extraoficial debido a la favorable relación riesgo/beneficio para condiciones psiquiátricas resistentes al tratamiento.

En Estados Unidos, la mayoría de los médicos continúan utilizando la vía intravenosa para administrar la ketamina. Sin embargo, en otros lugares se están explorando una variedad de métodos de administración, pues el uso intravenoso puede ser inconveniente, estar fuera del alcance de la experiencia de la mayoría de los médicos y psiquiatras y ser costoso para muchos pacientes, especialmente cuando se requieren cursos repetidos.

A diferencia de otras sustancias, con la ketamina hay una falta de consistencia en su aplicación debido a que se trata de un fármaco genérico y barato disponible en varias formulaciones. Por ello, existen variaciones en la vía de administración, dosis y frecuencia:

1) ADMINISTRACIÓN INTRAVENOSA

Como he comentado, el primer estudio sobre el empleo de la ketamina para la depresión (Berman *et al.*, 2000) eligió arbitrariamente una dosis intravenosa de 0,5 mg/kg administrada durante 40 minutos, que se convirtió en un estándar seguido por estudios posteriores y algunos clínicos.

Uno de los aspectos más notables de la administración intravenosa de la ketamina es su rapidez de acción. A menudo, los pacientes informan de mejoras significativas en su estado de ánimo en cuestión de horas o incluso minutos después de la infusión. Esta rapidez de acción es particularmente beneficiosa para aquellos que experimentan una grave sintomatología depresiva y requieren alivio inmediato.

Por otra parte, los efectos antidepresivos de una única dosis intravenosa de ketamina pueden durar desde varios días hasta semanas en algunos casos. Esta duración variable del efecto ha llevado a estudiar estrategias de mantenimiento para prolongar los beneficios terapéuticos y prevenir recaídas.

Pese a que la administración intravenosa es una modalidad efectiva, algunas personas pueden encontrarla incómoda o invasiva. Como resultado, se han investigado y desarrollado otras formas de administración como la intramuscular e intranasal, que veremos a continuación, cada una con sus propias ventajas, desventajas y variabilidad en la biodisponibilidad.

2) ADMINISTRACIÓN ORAL

Existen varios estudios y experiencias clínicas relacionadas con el uso oral de la ketamina en el tratamiento de la depresión y otros trastornos psiquiátricos.

En 2010, Georgis Paslakis, del Departamento de Psiquiatría en Mannheim, Alemania, describió el uso de ketamina oral en cuatro pacientes, con una dosis de 1,25 mg/kg[13]. La ketamina se administró durante dos semanas junto con 150 mg diarios de venlafaxina y pasado dicho período se suspendió y se mantuvo solo la venlafaxina. Dos pacientes mostraron una mejora rápida en una semana y mantuvieron esta mejora solo con venlafaxina. Asimismo, no hubo problemas significativos con efectos secundarios.

Ese mismo año, el investigador Scott Irwin[14], trabajando en el Hospicio de San Diego, informó sobre el uso de 27 mg de ketamina oral añadida a medicaciones regulares en dos pacientes con enfermedades terminales y depresión, y pudo observar una respuesta rápida y sostenida con una sola dosis. En 2013, Irwin publicó los resultados de otro estudio[15] en el que 14 pacientes en cuidados paliativos recibieron ketamina oral durante 28 días en una dosis de 0,5 mg/kg de peso corporal. En ocho de esos pacientes, que completaron el proceso, se obtuvieron resultados positivos, con mejoras evidentes desde el tercer día para los síntomas de ansiedad y desde el día 14 para la depresión. Los efectos secundarios fueron leves e incluyeron diarrea e inquietud.

Dos años más tarde, en 2015, Irwin describió un estudio retrospectivo de 31 pacientes en cuidados paliativos con depresión[16], a quienes se les administró ketamina oral. En esta investigación, la respuesta generalmente fue aparente en los primeros tres días y tampoco hubo efectos secundarios graves.

Asimismo, conviene mencionar la experiencia del Dr. Angelo de Gioannis en Brisbane, Australia, donde ha tratado a más de seiscientos pacientes en los últimos tres años utilizando ketamina oral, de los cuales aproximadamente un 66% respondió y en un 50% experimentaron una remisión. Por norma general, a los pacientes se les administró ketamina dos veces por semana en un entorno clínico monitoreado junto con psicoterapia concurrente. Las dosis promedio de ketamina fueron de 100-200 mg, y no se registraron efectos secundarios graves ni problemas de abuso o dependencia. El equipo está preparando un estudio al respecto con los resultados, así como el profesor R. Schoevers, del Departamento de Psiquiatría en Gröningen, Alemania, quien ha publicado en el *British Journal of Psychiatry* un artículo de revisión[17] sobre el uso de ketamina oral. Además, ha iniciado un estudio piloto utilizando el enfoque oral.

3) ADMINISTRACIÓN SUBLINGUAL

También existe el uso de la ketamina sublingual en el tratamiento de la depresión y otras condiciones de dolor, cuyos resultados han quedado detallados en numerosos estudios, como el de Diogo Lara y su equipo de Porto Alegre, Brasil, quienes publicaron los resultados de un ensayo[18] en el que administraron ketamina sublingual en dosis ultrabajas a 26 pacientes con depresión unipolar y bipolar resistente al tratamiento. Tras una dosis inicial de prueba de 10 mg, los pacientes tomaron dosis adicionales en casa según la respuesta, normalmente a intervalos de entre dos y siete días. Al final, lograron una tasa de respuesta del 77%, con muy pocos efectos secundarios y no se reportó abuso o dependencia.

Otro estudio al respecto ha sido elaborado por Stephen J. Hyde[19], quien comenzó a tratar a sus pacientes de larga duración y resistentes al tratamiento de manera similar, logrando una tasa de respuesta de aproximadamente el 70% y una tasa de remisión del 40%. Los efectos secundarios fueron leves y manejables, sin indicaciones de abuso o dependencia. Las dosis efectivas variaron entre 10 y 100 mg, y el uso de cursos adicionales de ketamina después de recaídas fue exitoso.

Más tarde, Thi Mai Loan Nguyen[20] y su equipo de West Virginia realizaron una revisión retrospectiva de notas de casos de 17 pacientes con depresión resistente al tratamiento usando una estrategia transmucosal (el líquido se colocaba en la lengua y se retenía hasta su absorción). La dosis de ketamina varió entre 0,5 mg/kg y 1 mg/kg y fue suministrada además de las medicaciones regulares. El intervalo de dosificación fue de siete a catorce días, con efectos secundarios leves y transitorios, y describieron una tasa de respuesta del 76%.

Por último, cabe destacar el trabajo de Varun Jaitly[21], un anestesista británico que trató a 249 pacientes con condiciones de dolor resistentes al tratamiento entre 2000 y 2012, y exploró la seguridad y eficacia del uso prolongado de ketamina sublingual. Publicó un estudio sobre el caso de 32 de estos pacientes, que habían tomado ketamina diariamente durante más de dos años como parte de su terapia para condiciones crónicas de dolor severo. Después de una dosis inicial sublingual monitoreada de 20 mg, los pacientes tomaron dosis diarias, generalmente tres veces al día, en casa, y no experimentaron problemas con síntomas urinarios o hepáticos ni hubo evidencia que sugiriera abuso o dependencia. La mayoría de sus pacientes no tomó más de 120 mg de ketamina diariamente.

4) ADMINISTRACIÓN NASAL

El uso de la ketamina intranasal en el tratamiento de trastornos psiquiátricos también se ha estudiado durante años. Al respecto, destaca la investigación[22] de Demitri Papolos y su equipo, realizada en 2013, sobre el uso de ketamina intranasal para tratar el trastorno bipolar pediátrico. El estudio incluyó 12 jóvenes de entre 6 y 19 años, de un total de 40 pacientes tratados. La dosis inicial fue de 10 mg de ketamina intranasal, que se aumentó a entre 30 y 120 mg al día, tomada a intervalos de tres a siete días. Se informaron efectos positivos en síntomas depresivos, de ansiedad y maníacos; los medicamentos concurrentes fueron retirados gradualmente y algunos pacientes fueron tratados únicamente con ketamina. Los efectos secundarios fueron dependientes de la dosis y tolerables, y no se reportó abuso o dependencia.

Un año más tarde, la Dra. Patricia Clark trató a una paciente con un historial de diez años de depresión mayor recurrente y migraña con 50 mg de ketamina intranasal administrada dos veces por semana durante cuatro meses. A las dos semanas, se alcanzó la remisión completa, y su estado de ánimo se mantuvo estable durante el período de cuatro meses, con algunos leves cambios de humor el día anterior a algunos de los tratamientos. Y, como en los casos anteriores, los efectos secundarios fueron leves y transitorios.

Por último, cabe destacar el estudio[23] de Kyle A. Lapidus y su equipo, del grupo Mt. Sinai, quienes presentaron los resultados de un ensayo controlado aleatorizado, doble ciego, con placebo y de cruce, de ketamina intranasal de 50 mg para la depresión resistente al tratamiento. Fue un estudio de dosis única con un placebo de solución salina, en el cual los receptores de ketamina mostraron una respuesta del 44% después de 24 horas en comparación con una respuesta del 6% para el placebo. No se observaron efectos secundarios problemáticos.

5) ADMINISTRACIÓN SUBCUTÁNEA

También se puede administrar ketamina de manera subcutánea, tal y como demostró el estudio de McNulty[24], quien, en 2012, reportó un caso único de un paciente con una enfermedad terminal que sufría de dolor, ansiedad y depresión. El paciente fue tratado con una dosis única de 0,5 mg/kg de ketamina subcutánea, lo que le proporcionó un alivio sustancial durante 80 horas. Posteriormente, fue mantenido con ketamina oral diaria y continuó con beneficios y efectos secundarios mínimos.

Más tarde, el profesor Graham Barrett, de la Universidad de Melbourne, se convirtió en el médico consultor del grupo médico Aura, donde trató a más de quinientos pacientes con inyecciones subcutáneas de ketamina, normalmente con dosis de 40-60 mg dos veces a la semana durante seis semanas, y luego semanalmente durante seis semanas más. Tras analizar los resultados, describieron una tasa de éxito del 65% en el tratamiento de depresión severa[25]. En lo que respecta únicamente al Dr. Barrett, trató personalmente a cincuenta pacientes durante un período de ocho meses y logró una tasa de respuesta del 70%.

6) ADMINISTRACIÓN INTRAMUSCULAR

Además de todo lo mencionado, existe también la administración intramuscular de ketamina, con buenos resultados, tal y como han detallado investigaciones como la elaborada por Zanicotti, Pérez y Glue en 2012[26]. En concreto, se describió el caso de una mujer con cáncer terminal tratada con 1 mg/kg de ketamina intramuscular semanalmente durante siete meses, que logró una remisión completa de su depresión sin efectos secundarios adversos.

Otra investigación llevada a cabo en Nueva Zelanda, en 2011, por Glue, Gulati, Le Nedelec y Duffull, se centró en los efectos de diferentes dosis de ketamina intramuscular en dos pacientes con depresión resistente al tratamiento. Se utilizaron dosis de 0,5 mg/kg, 0,7 mg/kg y 1 mg/kg, encontrando que a mayor dosis, mejores eran los resultados, con mejoras del 15%, 44% y 70%, respectivamente[27].

En otro estudio[28], de Cusin, Hilton, Nierenberg y Fava, se utilizaron dosis repetidas de ketamina intramuscular en dos pacientes con trastorno bipolar resistente al tratamiento. Se administraron dosis de 32-100 mg cada tres a cuatro días durante varios meses. Ambos pacientes mejoraron, si bien uno de ellos experimentó efectos disociativos breves y dolores de cabeza durante las infusiones.

En 2013, desde India, Chilukuri, Dasari y Srinivas informaron sobre el tratamiento[29] con ketamina intramuscular de dos pacientes con depresión resistente. Se utilizaron dosis de 0,5 mg/kg, con una respuesta positiva al primer tratamiento, que duró una semana, y beneficios continuos obtenidos de las inyecciones de seguimiento.

Un año más tarde, Harihar Chilukuri y su equipo compararon el uso de ketamina intravenosa (0,5 mg/kg) con dos dosis de ketamina intramuscular (0,25 mg/kg y 0,5 mg/kg) en tres grupos de pacientes con depresión resistente al tratamiento. Los resultados fueron similares en los tres grupos, con una tasa de respuesta del 60% y mejoras rápidas del estado de ánimo que duraron unos tres días.

7) INFUSIONES CONTINUAS

Por último, también existen las infusiones continuas subcutáneas de ketamina para el tratamiento de la depresión, y funcionan. De hecho, los médicos especializados en el tratamiento del dolor están utilizando cada vez más infusiones subcutáneas continuas de ketamina como una alternativa más práctica a la vía intravenosa.

Su eficacia ha sido reportada en estudios como el de Mills y sus colaboradores de la Universidad de Cambridge, Inglaterra. Para la investigación[30], publicada en 1998, se utilizó la ketamina en infusiones intravenosas continuas de 10 horas para tratar a 15 pacientes con trastornos alimentarios crónicos severos, usando una dosis de 20 mg/hora. Nueve de los quince pacientes respondieron, con remisiones prolongadas después de recibir entre dos y nueve infusiones en intervalos de cinco a veintiún días según la respuesta clínica. Los efectos secundarios fueron tolerables y no se reportaron problemas de abuso o dependencia.

Más tarde, Correll y Futter detallaron en su estudio[31], publicado en 2006, la administración de infusiones continuas de ketamina durante cinco días a dos pacientes con depresión resistente al tratamiento. Comenzaron con una dosis de 15 mg por hora y la ajustaron hasta que los pacientes se sintieron «mareados» pero sin disociación. Ambos pacientes remitieron y uno tuvo una respuesta positiva a una infusión adicional cuando recaía varios meses después.

Como vemos, hay numerosas vías de administración de la ketamina, y todas ellas han arrojado, de momento, resultados esperanzadores en lo que a combatir la depresión y trastornos psiquiátricos se refiere.

6

SEGURIDAD Y POSIBLES RIESGOS DEL TRATAMIENTO CON KETAMINA

Aunque, como hemos visto, centenares de estudios científicos han demostrado la seguridad del uso de la ketamina para tratar la depresión, aún persisten las dudas y las reticencias en muchas personas. Estas dudas pueden surgir por falta de conocimiento en la materia, el temor a lo desconocido, o simplemente por no tener acceso a una información completa y detallada al respecto.

En caso de que te encuentres en esta situación, es crucial reconocer que la toma de una decisión informada con respecto a tu tratamiento es un paso fundamental. Esto implica la necesidad de evaluar cuidadosamente tanto los beneficios como las posibles desventajas que la ketamina pueda tener en tu situación particular. Además, es esencial llevar a cabo este proceso de evaluación en colaboración con un profesional de la salud, quien podrá brindarte orientación experta y asegurarse de que cualquier decisión que tomes esté en línea con las mejores prácticas médicas y tu bienestar general.

Aunque se haya empleado para combatir la depresión recientemente, la ketamina se lleva empleando desde hace décadas como anestésico y para el manejo del dolor, y se tiene constancia de su notable seguridad incluso en dosis mucho mayores que las utilizadas para la depresión. En lo que respecta a esta última, los efectos secundarios comunes en su tratamiento, aunque presentes, suelen ser leves y temporales, e incluyen síntomas como boca seca, mareos y sensaciones de irrealidad, que generalmente se resuelven en poco tiempo.

Asimismo, la dosis y la ruta de administración son factores clave en la aparición de efectos secundarios, siendo más frecuentes y severos con la administración intravenosa rápida en comparación con métodos como el oral o sublingual, los cuales hemos visto en el capítulo anterior. La importancia de un entorno de tratamiento adecuado también es de vital importancia, ya que un ambiente tranquilo y el apoyo terapéutico parecen reducir la incidencia de experiencias negativas.

Por otra parte, hemos de diferenciar entre el uso médico y el abuso recreativo de la ketamina. Mientras que este último puede conducir a problemas graves como la dependencia y daños físicos, el uso médico supervisado ha demostrado ser seguro y eficaz. Así, las experiencias de los médicos que han administrado ketamina a miles de pacientes para la depresión han sido en su mayoría positivas, con una alta tasa de efectividad y pocos efectos secundarios graves.

Como vemos, bajo supervisión médica adecuada, la ketamina es una opción de tratamiento segura y efectiva para la depresión, los beneficios potenciales de la cual superan los riesgos conocidos. No obstante, al considerar este enfoque terapéutico es esencial que comprendamos en profundidad los datos clave relacionados con su seguridad y eficacia. A continuación te presento más detalles sobre estos aspectos tan relevantes:

→ **Seguridad en anestesia y manejo del dolor**: la ketamina ha sido ampliamente estudiada y utilizada en anestesia y manejo del dolor durante décadas, y ha demostrado una notable seguridad incluso en dosis altas.

→ **Efectos secundarios comunes**: en dosis bajas para tratar la depresión, los efectos secundarios más comunes incluyen boca seca, mareos, somnolencia, falta de coordinación, náuseas y, en menor medida, sensaciones de irrealidad, euforia, ansiedad, visión borrosa, desorientación y alucinaciones[32].

→ **Influencia de la dosis y administración**: la probabilidad y gravedad de los efectos secundarios dependen de la dosis y la ruta de administración. El entorno de tratamiento también influye, siendo más positivas las experiencias en entornos tranquilos y con apoyo terapéutico.

→ **Efectos secundarios a corto plazo**: los estudios muestran que los efectos secundarios suelen resolverse dentro de las cuatro horas posteriores a la administración. Los efectos adversos más graves han sido raros y manejables[33].

→ **Efectos de la administración repetida de ketamina**: no se ha observado un aumento progresivo de efectos secundarios con dosis múltiples. Los informes de casos y estudios formales han sido consistentes en este aspecto.

→ **Vías de administración diferentes**: la administración intramuscular e intranasal ha mostrado efectos adversos similares a los de la vía intravenosa, mientras que la ketamina sublingual y oral ha mostrado menos efectos secundarios.

→ **Seguridad a largo plazo**: la experiencia de los clínicos en el manejo del dolor sugiere que la ketamina, incluso en uso a largo plazo, no se asocia con efectos secundarios graves ni con problemas de adicción o dependencia en la mayoría de los casos[34].

→ **Riesgos del abuso recreativo**: a diferencia del uso clínico, el abuso recreativo de la ketamina puede llevar a la tolerancia, dependencia y adicción, así como a problemas físicos graves, especialmente en dosis altas.

→ **Experiencias de clínicos**: los médicos que han administrado ketamina a miles de pacientes para tratar la depresión han reportado una alta tasa de efectividad y pocos efectos secundarios graves, incluyendo dependencia o adicción.

→ **Consideraciones sobre el riesgo y el beneficio**: los expertos en el campo sugieren que los beneficios potenciales de la ketamina en el tratamiento de la depresión superan los riesgos conocidos, especialmente en comparación con otros tratamientos y en el contexto de la severidad de la depresión.

La ketamina, pues, administrada bajo la supervisión adecuada, presenta un perfil de seguridad y eficacia que respalda su utilidad en el tratamiento de la depresión, aunque siempre se debe considerar individualmente con la orientación de un profesional de la salud. La toma de decisiones informadas es esencial para garantizar el mejor enfoque terapéutico en cada situación.

¿DEBERÍA PROBARLA?

Como sucede con los medicamentos antidepresivos comunes, la ketamina no es para todo el mundo. De hecho, el médico especialista es quien deberá discernir qué pacientes podrían beneficiarse de su uso para el tratamiento de la depresión, basándose en una evaluación detallada del equilibrio entre los riesgos y beneficios para cada individuo.

El uso de la ketamina para aliviar el dolor no plantea apenas discusión en el caso, por ejemplo, de pacientes que se encuentran en cuidados paliativos, cuando la prioridad es proporcionar tratamientos rápidos y efectivos con mínimos efectos secundarios. En este contexto, se considera que las preocupaciones sobre los efectos secundarios a largo plazo son menos relevantes.

Otro grupo importante son los pacientes con ideación suicida aguda, pues se ha demostrado que la ketamina reduce rápidamente los pensamientos suicidas, a veces incluso sin mejorar el estado de ánimo general del paciente. Esto puede permitir opciones de tratamiento menos restrictivas fuera del hospital y proporcionar un espacio vital para implementar tratamientos más extensos.

Asimismo, la ketamina también estaría recomendada en pacientes que sufren depresión resistente al tratamiento, pues existe una proporción significativa de personas con depresión que no responde a los tratamientos convencionales. La ketamina, en este caso, se presenta como una opción prometedora.

Además, el uso de ketamina se considera positivo en pacientes que han experimentado efectos secundarios significativos con tratamientos estándar o que precisan una solución rápida de sus síntomas depresivos por razones personales o financieras. En estos casos, la ketamina podría ser una adición valiosa a los medicamentos y terapias estándar. Asimismo, podría ser beneficiosa para personas con trastornos coexistentes como TOC, PTSD, trastornos de ansiedad y trastornos alimentarios, y en casos de condiciones como autismo y trastorno explosivo intermitente[35].

En cuanto a quiénes no deberían probar la ketamina, los expertos no son tan claros, ya que las contraindicaciones absolutas son apenas existentes. Sin embargo, se requiere precaución y monitoreo intensivo en pacientes con inestabilidad cardiovascular, insuficiencia hepática o renal, psicosis actual, adicciones actuales y en mujeres embarazadas o en período de lactancia.

En conclusión, cabe resaltar el potencial de la ketamina como tratamiento para una amplia gama de pacientes con diferentes condiciones y circunstancias, siempre y cuando se haga una evaluación cuidadosa de cada caso.

A continuación se exponen unos datos clave acerca de quién debería probar el tratamiento con ketamina:

→ **Pacientes en cuidados paliativos**: la ketamina es particularmente adecuada para pacientes en cuidados paliativos que sufren de dolor, ansiedad y depresión, debido a su rápido efecto y mínimos efectos secundarios.

→ **Pacientes con riesgo de suicidio agudo**: la ketamina ha demostrado que produce una reducción rápida de los pensamientos suicidas, incluso en casos en los que no hay una mejora evidente en el estado de ánimo. Esto puede permitir alternativas al hospital, como cuidados en entornos menos restrictivos.

→ **Pacientes con depresión resistente al tratamiento**: los pacientes que no responden a medicamentos y psicoterapias convencionales podrían beneficiarse significativamente de la ketamina. Este grupo representa una gran proporción de personas con depresión, muchas de las cuales podrían experimentar alivio con la ketamina.

→ **Pacientes que experimentan efectos secundarios de tratamientos convencionales**: para aquellos que experimentan efectos secundarios adversos a causa de los tratamientos estándar, como disfunción sexual o problemas de sueño, podrían considerar la ketamina como una opción.

→ **Pacientes que se han beneficiado de la ketamina anteriormente**: aquellos que han experimentado alivio con tratamientos previos de ketamina podrían ser candidatos para su uso continuado.

→ **Pacientes con trastornos coexistentes**: individuos con trastornos como TOC, PTSD, trastornos de ansiedad y trastornos alimentarios, que a menudo coexisten con la depresión, podrían beneficiarse del tratamiento con ketamina.

¿Y quiénes no deberían probar la ketamina? Cuando consideramos su uso como tratamiento para la depresión, es fundamental identificar a aquellos pacientes para los cuales este enfoque podría no ser adecuado. Aunque las contraindicaciones absolutas son poco comunes, en ciertos grupos de individuos hay que actuar con precaución, ya que su salud y bienestar podrían estar en riesgo. Aquí, exploraremos con mayor profundidad las situaciones en las que se debe tener precaución al considerar la ketamina como opción de tratamiento:

→ **Inestabilidad cardiovascular**: los pacientes que presentan afecciones médicas relacionadas con la inestabilidad cardiovascular, como hipertensión no controlada o enfermedad cardíaca grave, pueden requerir una evaluación y precaución adicionales antes de considerar la ketamina como tratamiento[36], ya que puede elevar la presión arterial y la frecuencia cardíaca en ciertos casos, lo que podría ser problemático para personas con condiciones cardiovasculares preexistentes.

→ **Insuficiencia hepática o renal**: la función hepática y renal es esencial para el metabolismo y la eliminación de sustancias en el cuerpo, incluyendo la ketamina. Por lo tanto, los pacientes con insuficiencia hepática o renal pueden requerir una atención especial al considerar este tratamiento. La acumulación de ketamina en el organismo debido a un funcionamiento hepático o renal reducido podría aumentar el riesgo de efectos secundarios adversos.

→ **Psicosis actual**: la ketamina puede inducir efectos psicodélicos y disociativos[37], lo cual la hace inapropiada para pacientes que experimentan una psicosis activa. En estos casos, la ketamina podría exacerbar los síntomas psicóticos existentes y por ello no se considera un tratamiento adecuado para la depresión.

→ **Adicciones**: la presencia de adicciones activas, en particular a sustancias como la ketamina o sustancias psicoactivas, es motivo de preocupación al considerar la ketamina como tratamiento para la depresión. El riesgo de abuso o adicción podría aumentar en individuos con antecedentes de dependencia de sustancias.

→ **Mujeres embarazadas o en período de lactancia**: deben tener precaución al considerar cualquier tratamiento médico, incluyendo la ketamina. Aunque los datos sobre la seguridad de esta en estos grupos son limitados, se desconocen los posibles efectos en el feto en desarrollo o en la leche materna. Por lo tanto, es esencial sopesar cuidadosamente los riesgos y beneficios en consulta con un profesional de la salud.

En conclusión, aunque la ketamina es generalmente segura y bien tolerada, es importante reconocer que existen circunstancias específicas en las que se debe tener precaución o considerar alternativas terapéuticas. La evaluación y el monitoreo adecuados, junto con una discusión abierta entre el paciente y el profesional de la salud, son esenciales para garantizar que la ketamina se administre de manera segura y efectiva en el contexto del tratamiento de la depresión.

EFECTOS SECUNDARIOS POTENCIALES DEL TRATAMIENTO A LARGO PLAZO CON KETAMINA

Se ha demostrado que los efectos secundarios del uso de ketamina para la depresión son leves y que suelen desaparecer con el tiempo[38], pero aún no hay suficiente evidencia científica acerca de los posibles riesgos de su uso prolongado. Y esto genera cierta preocupación, ya que los efectos secundarios de un uso agudo y ocasional de una sustancia pueden ser muy diferentes de los que se producen por su uso crónico y prolongado.

Por ejemplo, el etanol, como la ketamina, bloquea los efectos del glutamato en el receptor NMDA. El consumo crónico de etanol aumenta los niveles de receptores NMDA, lo que puede contribuir a convulsiones por abstinencia de alcohol y efectos neurotóxicos. Esto sugiere posibles efectos análogos de la ketamina a largo plazo, pues el etanol también tiene efectos ansiolíticos y antidepresivos conocidos si se usa esporádicamente, pero su empleo crónico puede provocar neurodegeneración y es una causa principal de demencia.

En lo que respecta a la ketamina, un estudio en primates[39] indicó que su uso crónico puede inducir la muerte celular neuronal, tanto apoptótica como necrótica. Asimismo, estudios experimentales[40] han mostrado que la exposición crónica a la ketamina puede causar déficits irreversibles en las funciones cerebrales debido a efectos neurotóxicos, activando vías apoptóticas en la corteza prefrontal. Además, un estudio epidemiológico[41] demostró que el uso frecuente de ketamina está asociado con deterioro en la memoria de trabajo, memoria episódica y ciertos aspectos de la función ejecutiva, así como con una reducción en el bienestar psicológico.

Por tanto, existe cierta preocupación respecto a la posibilidad de que una vez que la ketamina y otros compuestos glutamatérgicos similares estén disponibles como antidepresivos orales, su uso prolongado pudiera causar cambios neurodegenerativos en el cerebro de algunos pacientes. Por ello, es de vital importancia considerar cuidadosamente los riesgos potenciales asociados con el uso a largo plazo de la ketamina, particularmente en términos de impacto neurodegenerativo y cognitivo. Sin embargo, en lo que respecta a su uso a corto plazo, los resultados son del todo esperanzadores.

ADICCIÓN A LA KETAMINA

Además de los riesgos potenciales en el uso a largo plazo de la ketamina, conviene hablar de otra gran preocupación que tienen la mayoría de las personas que se están planteando recurrir a esta sustancia para aliviar su depresión: la posible adicción a la sustancia.

Al respecto, inicialmente se creía que la ketamina no tenía propiedades adictivas, pero estudios posteriores[42] han demostrado que puede generar dependencia debido a sus fuertes efectos en el estado de ánimo, cognición y percepción. Sin embargo, en la práctica clínica, el manejo y el tratamiento con ketamina, limitando su administración a entornos controlados y supervisados por profesionales médicos, no ha demostrado que genere adicción, ya que las dosis son bajas y controladas[43].

No obstante, como hemos visto al comienzo, el uso de la ketamina como droga recreativa es bien distinto. Esta sustancia se popularizó en los años setenta y ochenta, especialmente en la cultura de fiestas y discotecas. Los usuarios la valoraban por su capacidad para inducir estados disociativos, alucinaciones y experiencias trascendentales. Sin embargo, también reportaron efectos adversos como ataxia, confusión mental y disminución de la sociabilidad. Ante el aumento del abuso recreativo, fue reclasificada como sustancia controlada en varios países, y aumentaron las restricciones sobre su disponibilidad y uso. Estudios recientes indican que una proporción significativa de jóvenes ha experimentado ya con ketamina, lo que pone de manifiesto su popularidad en la cultura de las drogas recreativas. Y, como sucede con cualquier droga, la dependencia de la ketamina puede llevar a problemas significativos, como deterioro en la educación, relaciones, empleo y finanzas, así como involucramiento en actividades delictivas.

Todas las instituciones, como el Ministerio de Sanidad español, alertan sobre el uso recreativo de la ketamina[44], que en la calle se puede encontrar en forma líquida, en polvo, cristales, pastillas o cápsulas y se conoce popularmente como «Special K». En ocasiones, la ketamina que se vende puede estar mezclada con otras sustancias, como efedrina o cafeína.

Sus efectos dependen de la composición, la dosis, el contexto en que es consumida y las características del consumidor. En dosis bajas, produce efectos similares a los de borrachera por alcohol, con pérdida de coordinación y dificultades para hablar y pensar o visión borrosa; pero en dosis altas puede provocar delirios, pseudoalucinaciones, pérdida de la noción del espacio y del tiempo y distorsión de la realidad.

Así, pues, es una sustancia muy peligrosa que puede provocar ansiedad, paranoia y paros respiratorio y cardíaco, y su consumo habitual produce alteraciones en la memoria y en la concentración y deterioro de las habilidades del individuo.

Sin embargo, como hemos subrayado, nada tiene que ver la ketamina empleada en el entorno médico, en dosis bajas y controladas, con la consumida en la calle, donde la sustancia tiene un elevado riesgo de adicción y una rápida tolerancia.

Aunque ambos entornos y usos no se pueden comparar, me parecía imprescindible que supieras todo esto, ya que únicamente podrás beneficiarte de los efectos positivos de la ketamina en lo que al tratamiento de la depresión se refiere si lo llevas a cabo con un equipo médico adecuado. Los estudios mencionados han dejado constancia de que en dosis bajas y espaciadas en un corto período de tiempo, la ketamina es beneficiosa para tratar la depresión, a pesar de que también sea una sustancia que, consumida en el mercado negro y en grandes dosis, pueda causar estragos.

LA KETAMINA FUNCIONA PARA TRATAR LA DEPRESIÓN, PERO NO ES PARA TODOS

Hemos hecho un extenso análisis acerca de la investigación sobre el uso de la ketamina para tratar la depresión resistente a tratamientos, a partir de los datos obtenidos en estudios definitivos efectuados durante las últimas décadas. Los hallazgos positivos provienen de una serie de ensayos, desde informes de casos individuales hasta estudios controlados aleatorios doble ciego con placebo. Se ha demostrado que la ketamina es efectiva para los pacientes, y que se puede administrar de diversas maneras, desde por vía oral hasta en infusiones intravenosas.

La mayoría de los estudios iniciales se centraron en establecer que una sola dosis de ketamina puede producir una mejora rápida que, en algunos casos, puede durar semanas. Los estudios más confiables son aquellos con un gran número de pacientes (más de 100) con condiciones similares y utilizando placebos fiables. Estos estudios han sido una rara avis en el mundo de la medicina y, por razones financieras, es poco probable que veamos muchos en el futuro. Sin embargo, las investigaciones posteriores y las que no cesan de aflorar en la actualidad se elaboran a partir de una estrategia estadística, que combina los resultados de varios ensayos pequeños, creando efectivamente un gran ensayo y analizando posteriormente los resultados. Esto se conoce como metaanálisis, y en los últimos años se han publicado muchos sobre el tratamiento de la depresión con ketamina[45].

Los metaanálisis y revisiones muestran que, aunque casi todos los estudios han identificado efectos antidepresivos significativos con la administración de ketamina, también se ha comprobado que esta no es para todos los pacientes y que no todos ellos responden al tratamiento. Algunos estudios[46] informan de una recaída posterior al tratamiento en el período comprendido entre los tres y los cuarenta días. Por ello se sugiere que dosis repetidas pueden prolongar el período de remisión. Asimismo, se han documentado altas tasas de respuesta, y algunos estudios recientes[47] también han demostrado un rápido efecto antisuicida independiente de la respuesta antidepresiva, tal y como veremos más adelante.

La revisión de la literatura, pues, sugiere que la ketamina tiene un inicio de acción rápido, que a menudo dura varios días o una semana después de una sola dosis[48]. Durante todos estos años, se han estudiado dosificaciones múltiples y rutas alternativas de administración que han extendido con éxito el beneficio antidepresivo de la ketamina. Los hallazgos no encontraron efectos neurocognitivos adversos graves en el uso clínico. Además, establecieron que los efectos disociativos son comunes, limitados en el tiempo y generalmente bien tolerados; y se han documentado efectos hemodinámicos significativos pero poco comunes[49], que requieren una monitorización cuidadosa.

En resumen, es evidente que la ketamina es eficaz para muchos pacientes con depresión resistente al tratamiento. Los resultados reales varían según la gravedad de la enfermedad, la dosis, el entorno y el modo de administración. Para algunos, la ketamina puede ofrecer un beneficio duradero. En el peor de los casos, muchos enfermos obtendrán al menos un alivio temporal, y todos apreciarán la oportunidad de probar un nuevo tratamiento para una enfermedad debilitante.

Durante el último siglo, apenas ha habido avances médicos en lo que a combatir la depresión se refiere, a pesar de ser una enfermedad que, a escala mundial, afecta a aproximadamente 280 millones de personas. Y es una cifra que no deja de aumentar, así como las prescripciones de fármacos antidepresivos comunes. Según los datos del propio Ministerio de Sanidad, en España se recetaron en 2021 54 millones de cajas de ansiolíticos y 45,1 millones de antidepresivos. Son cifras preocupantes y que se producen en un contexto en el que uno de cada cinco españoles presenta síntomas compatibles con un cuadro depresivo, según estimaciones del Consejo General de Psicología. La pandemia de coronavirus, que asoló el mundo entero desde el año 2020 al 2023, no ha hecho más que empeorar la situación, sobre todo en nuestro país. Así lo muestran los datos: en 2019 se consumieron en el país 83,07 dosis de psicofármacos al día por cada 1.000 habitantes; en 2020, la cifra diaria fue de 86,28; y en 2021, 92,79. Es decir, se ha producido un aumento del 7,5% en apenas un año.

El panorama es desolador, sobre todo porque los antidepresivos comunes no funcionan para muchas personas, que ven cómo, poco a poco, su enfermedad se agrava y no mejora. Esta desesperanza no hace más que agravar la depresión, y lo peor es que, hasta hace unos años, no había terapias alternativas que hubiesen demostrado que la pueden curar.

Ahora, gracias a los avances médicos y al coraje de numerosos profesionales, podemos hacer uso de la terapia con ketamina para tratar la depresión. Un procedimiento que, como hemos visto, ha demostrado ser seguro y útil en el corto plazo. Millones de pacientes ya la han probado en todo el mundo y han reportado mejoras significativas en sus vidas gracias a la ketamina. Unos beneficios sin parangón de los que únicamente podemos beneficiarnos en clínicas especializadas, pues, como también he detallado, aún existen preocupaciones sobre los posibles efectos secundarios a largo plazo y el potencial de abuso. Sin embargo, y a pesar de ello, los resultados de las terapias realizadas con médicos especializados, con una continua supervisión y en dosis bajas no pueden estar arrojando mejores resultados en lo que a combatir la depresión se refiere.

7

LOS **MÉDICOS** Y LA **KETAMINA**

Aunque existen efectos secundarios, los argumentos sólidos por parte de los médicos a favor del uso de la ketamina para el tratamiento de trastornos depresivos resistentes está popularizando su uso en gran parte del mundo, especialmente por su eficacia comprobada, basada en numerosos estudios como los que hemos detallado hasta ahora, que reportan altas tasas de respuesta y remisión en pacientes con depresión. Además, los riesgos asociados con su uso a corto y largo plazo son bien conocidos y manejables, basados en décadas de experiencia clínica y observaciones en pacientes con dolor y adictos a la ketamina.

Un punto importante que conviene recordar es que la adicción no es un peligro para quienes utilizan la ketamina con fines médicos, ya que las tasas de abuso son extremadamente bajas. Además, es un producto accesible económicamente, especialmente en tratamientos con dosis bajas, y es compatible con la mayoría de los medicamentos, lo que elimina la necesidad de suspender otros tratamientos que el paciente ya esté llevando a cabo.

La administración de ketamina también podría permitir a los pacientes reducir o interrumpir otros tratamientos parcialmente efectivos y aliviar así los efectos secundarios y los costos asociados. Además, aunque la ketamina no es una cura, se ha observado que las recaídas responden bien a tratamientos adicionales sin evidencia de tolerancia al medicamento.

Otro beneficio destacado, que está haciendo que cada vez sean más los médicos que emplean la ketamina, es la esperanza y oportunidad que ofrece a los pacientes, que puede ser una alternativa valiosa al sufrimiento continuo y a la automedicación con ketamina ilícita. Además, prescribir ketamina está en línea con el juramento hipocrático de los médicos y contribuye al bienestar y felicidad general. Evidentemente, hay médicos que no la prescriben porque les preocupan los problemas médico-legales y el riesgo de abuso por parte del paciente, pero en este sentido los investigadores y los médicos que llevan usándola desde hace años son claros e instan al resto de sus colegas a informarse más y a considerar la ketamina como una opción viable de tratamiento para sus pacientes.

El Dr. Stephen J. Hyde, un respetado profesional de la medicina que forma parte del grupo de médicos que respaldan la utilización de la ketamina como un componente integral en el tratamiento de la depresión, ha compartido sus valiosas perspectivas y experiencias en su obra titulada *Ketamine for Depression*. En este recurso significativo, el Dr. Hyde detalla y enumera un total de catorce razones por las cuales tanto él como una considerable cantidad de médicos en todo el mundo han optado por incorporar la ketamina como parte fundamental de su enfoque terapéutico para abordar la depresión:

1. **Efectividad comprobada**: la ketamina ha demostrado su eficacia en el tratamiento de trastornos depresivos que se resisten a los tratamientos convencionales. La eviden-

cia científica respalda sus resultados positivos, con tasas de respuesta que alcanzan un impresionante 70% y tasas de remisión que oscilan entre el 30% y el 50%.

2. **Riesgos a corto plazo conocidos**: la ketamina ha sido una presencia constante en la práctica médica durante más de cinco décadas, lo que ha brindado una comprensión profunda de sus riesgos potenciales y cómo manejarlos adecuadamente.

3. **Riesgos a largo plazo conocidos**: la experiencia acumulada a lo largo del tiempo con pacientes que padecen adicción y aquellos que sufren de dolor crónico ha proporcionado una valiosa información sobre los riesgos asociados con dosis más elevadas de ketamina.

4. **Bajo riesgo de adicción**: es importante destacar que la tasa de abuso de esta sustancia en el contexto médico es extremadamente baja, con menos de un caso de abuso por cada 200 pacientes tratados.

5. **Accesibilidad económica**: la ketamina, especialmente cuando se emplea en dosis reducidas y se administra en entornos domésticos, se presenta como una opción terapéutica asequible en comparación con otros tratamientos disponibles.

6. **Compatibilidad con otros tratamientos**: la versatilidad de la ketamina permite su incorporación de manera complementaria a la mayoría de los medicamentos existentes, lo que elimina la necesidad de retirar tratamientos previos.

7. **Reducción de tratamientos previos**: muchos pacientes encuentran que pueden disminuir o incluso interrumpir otros tratamientos que solo proporcionaban un alivio parcial de sus síntomas cuando recurren a la ketamina.

8. **Respuesta a recaídas**: los episodios de recaída en pacientes que han respondido positivamente a la ketamina

tienden a ser sensibles a dosis adicionales, y no se ha observado una tolerancia significativa.

9. **Agradecimiento de los pacientes**: la ketamina brinda esperanza y una opción terapéutica adicional que los pacientes aprecian profundamente, ya que a menudo se sienten agradecidos por el alivio que experimentan.

10. **Mejor que el sufrimiento continuo**: ofrece una alternativa a la carga constante de sufrimiento que caracteriza la depresión crónica, lo que puede marcar una diferencia significativa en la calidad de vida de los afectados.

11. **Mejor que la automedicación**: al proporcionar una vía legal y médicamente supervisada para acceder a la ketamina, se evitan los riesgos asociados con el uso ilegal y no controlado de esta sustancia.

12. **Cumple con el juramento hipocrático**: al brindar alivio y confort a los pacientes que luchan contra la depresión, el uso de esta medicina se alinea con el juramento fundamental de la ética médica de aliviar el sufrimiento.

13. **Aumenta la felicidad del país**: los beneficios de la ketamina se extienden más allá de la mera mitigación de los síntomas, pues también mejora el bienestar personal y las relaciones interpersonales de quienes la utilizan.

14. **Legalidad en su prescripción**: en muchos lugares, la ketamina está legalmente disponible para su prescripción médica, lo que facilita su inclusión en el conjunto de opciones de tratamiento disponibles.

Estas catorce razones brindan un sólido respaldo y justificación para la creciente aceptación y aplicación de la ketamina en el ámbito médico como una herramienta efectiva y valiosa en la lucha contra la depresión. Asimismo, resaltan la diversidad de beneficios, tanto clínicos como emocionales, que puede aportar a las personas que padecen este trastorno debilitante, ofreciendo esperanza y mejoras significativas en su calidad de vida.

LOS MÉDICOS INVOLUCRADOS EN EL TRATAMIENTO DE LA KETAMINA

A lo largo de estas páginas, hemos visto ya las experiencias y aportaciones de varios doctores pioneros en el uso de la ketamina para el tratamiento de la depresión resistente. Y en las líneas siguientes profundizaremos en ellos y en sus contribuciones fundamentales, que han allanado el camino para numerosos estudios de investigación llevados a cabo en años posteriores y hasta el día de hoy.

Dentro de la comunidad médica que ha dirigido su atención hacia la ketamina como un recurso terapéutico, destaca la figura de **Angelo De Gioannis**, ya mencionado, un profesional médico que ejerció en Australia y que con el tiempo, desarrolló un interés particular sobre las posibilidades de esta sustancia en el ámbito de la salud mental. De Gioannis hizo una contribución importante al publicar un artículo exhaustivo y revelador en el que exploraba el empleo de la ketamina por vía oral en pacientes que enfrentaban la amenaza del suicidio y que luchaban contra la depresión. Su enfoque terapéutico se centra en el uso de dosis bajas de ketamina, administradas de manera controlada y en combinación con una modalidad de terapia conocida como Modulación Emocional (EMT), lo que representa un enfoque integral y holístico para el tratamiento de estos trastornos psicológicos. Los resultados obtenidos en su práctica médica y en su estudio revelaron mejoras significativas en el estado de los pacientes que padecían depresión resistente, lo que consolidó aún más la percepción positiva en torno al potencial de la ketamina como una herramienta eficaz en la gestión y el abordaje de la depresión en casos desafiantes.

Otro destacado profesional de la salud que merece una mención especial es **Graham Barrett**, cuya impresionante trayectoria incluye la conjunción de la neurociencia y la práctica clínica en el ámbito del tratamiento de la depresión. Su compromiso con la investigación y el tratamiento de esta enfermedad lo llevó a formar parte del equipo de profesionales de Aura Medical Services, una institución reconocida por su enfoque vanguardista en el uso terapéutico de la ketamina para abordar la depresión resistente al tratamiento convencional.

También destaca **Diogo Lara**, un respetado profesor e investigador originario de Brasil, que se sintió profundamente intrigado y motivado por la ketamina tras haberse informado y profundizado en la creciente evidencia de sus efectos beneficiosos en el ámbito de la salud mental. Este experto en su campo, movido por un genuino interés por contribuir al progreso de las terapias disponibles para la depresión resistente al tratamiento, decidió emprender una investigación significativa.

Su dedicación y compromiso con la causa lo llevaron a llevar a cabo un estudio exhaustivo[50] centrado en la administración de ketamina sublingual, utilizando dosis extremadamente bajas, con el propósito de abordar la depresión resistente. Durante el desarrollo de esta investigación innovadora, Lara pudo atestiguar de manera notable y reveladora una serie de mejoras considerables en una variedad de aspectos clave de la salud mental de los pacientes que participaron en el estudio.

Entre estos notables avances destacan mejoras sustanciales en el estado de ánimo de los pacientes, indicadores de una posible reducción de los síntomas depresivos. Además, se observaron mejoras en la calidad del sueño de los participantes, lo que puede ser un componente fundamental en el manejo y recuperación de la depresión. También se constató una mejora significativa en la cognición de los pacientes, lo que sugiere un impacto positivo en la capacidad de concentración y toma de decisiones, aspectos clave en la recuperación de la depresión resistente.

La lista de profesionales que merecen especial atención se amplía con **Varun Jaitly**, un respetado anestesista y especialista en el tratamiento del dolor radicado en el Reino Unido. A lo largo de varios años, el Dr. Jaitly ha aplicado de manera consistente la ketamina sublingual en dosis reducidas como parte de su enfoque terapéutico para abordar el dolor crónico en sus pacientes. Su dedicación y experiencia en este campo le han permitido acumular un valioso conjunto de observaciones y resultados que arrojan luz sobre la eficacia y seguridad de la ketamina cuando se utiliza de esta manera en un contexto de tratamiento a largo plazo.

Con el objetivo de contribuir al conocimiento científico y médico en esta área, el Dr. Jaitly ha llevado a cabo investigaciones y análisis detallados de su práctica clínica. Los resultados de estos estudios y la evidencia acumulada han sido documentados y compartidos a través de la publicación de un artículo integral. En él ha profundizado en sus observaciones clínicas, destacando que la ketamina en dosis bajas y administrada de forma sublingual ha demostrado ser una opción terapéutica efectiva y segura para el manejo del dolor crónico en un entorno de tratamiento de larga duración.

También es relevante mencionar al Dr. **Mike Dow**, un profesional que ha dedicado su experiencia y conocimiento a explorar el potencial terapéutico de la ketamina en un contexto emocional y psicológico. Dow ha expuesto sus investigaciones y conclusiones en su libro titulado *The Ketamine Breakthrough*[51], en el que ofrece una perspectiva profunda sobre cómo la ketamina puede desempeñar un papel significativo en la facilitación de experiencias emocionales y psicológicas profundas, lo que podría ser beneficioso para aquellos que enfrentan bloqueos emocionales y psicológicos de gran intensidad.

A través de relatos y testimonios, se relatan experiencias de individuos que han recibido terapia con ketamina. Estos testimonios incluyen casos como el de un veterano militar y una mujer que tuvo que hacer frente a la dolorosa pérdida de su marido. En estos relatos, se resalta cómo la terapia con ketamina ha brindado a estas personas la oportunidad de procesar y superar traumas y pérdidas profundamente significativos en sus vidas, lo que subraya el potencial de la ketamina en el ámbito de la salud mental y emocional.

El psiquiatra **Stephen J. Hyde**, al que ya me he referido anteriormente, describe en *Ketamine for Depression* su experiencia con la ketamina, que comenzó tras observar mejoras en los síntomas depresivos severos de una paciente que recibió una infusión subcutánea de esta sustancia por un dolor persistente severo. Posteriormente, en 2014, mientras trataba a un paciente con un trastorno obsesivo-compulsivo (TOC) severo, el autor se encontró con estudios sobre el uso exitoso de ketamina intravenosa para reducir los síntomas de TOC en un pequeño grupo de pacientes en Estados Unidos. Esto lo llevó a investigar más a fondo y descubrir artículos sobre el uso de ketamina sublingual en dosis bajas para tratar trastornos del estado de ánimo resistentes al tratamiento, así como acerca del uso prolongado de ketamina sublingual para tratar diversas condiciones de dolor crónico sin problemas significativos de dependencia o adicción. Inspirado por estos hallazgos, Hyde desarrolló un protocolo de tratamiento utilizando ketamina sublingual en dosis bajas. El autor reportó que, desde que comenzó a utilizar ketamina, aproximadamente el 70% de sus pacientes en el ensayo mostraron mejorías claras, y el 40% se recuperó completamente. Algunos pacientes no necesitaron tomar ketamina durante meses, lo cual confirmaba los resultados de ensayos anteriores.

Otro médico que ha experimentado con la ketamina es **Kenneth Ring**[52], profesor emérito de psicología en la Universidad de Connecticut e investigador, quien la probó él mismo en 1984. Sus primeras experiencias con la ketamina tuvieron lugar en Esalen, un instituto conocido por su apertura a prácticas y experiencias alternativas. Ring describe experiencias intensas de disolución del ego y unión con el universo, distintas a otras previas con otros psicodélicos o con MDMA. Estas sesiones lo llevan a sentir una profunda conexión con las personas que lo acompañan y una sensación de asombro y maravilla. Posteriormente, participa en una sesión más controlada y profesional, en la cual la ketamina se administra en un entorno clínico. Esta experiencia resulta ser intensamente perturbadora, pues lo deja con una sensación de vacío existencial y despersonalización muy diferente a las experiencias positivas anteriores. A pesar de estos altibajos, Ring concluye que la ketamina ofrece un acceso a un mundo revelador y fascinante, comparable a la exploración de tierras exóticas y desconocidas. Sin embargo, reconoce asimismo los riesgos y la potencial desorientación que puede acompañar su uso. Su reflexión final es de aprecio por haber emprendido este viaje con ketamina, aunque con una comprensión más matizada de sus complejidades y peligros potenciales.

En el campo de la investigación de la ketamina también destaca **Salvador Roquet**, un psiquiatra mexicano recordado por su innovador uso de sustancias psicoactivas en psicoterapia desde 1967. Su enfoque buscaba inicialmente acortar el proceso de psicoanálisis mediante la aplicación de dosis bajas de LSD, ketamina, psilocibina y semillas de ololiuqui, siguiendo lo que se conoce como un enfoque «psicolítico». Estas sesiones, que duraban aproximadamente ocho horas, se caracterizaban por su intensidad y capacidad para profundizar en la psique de los pacientes. **Stanley Krippner**, que conoció a Roquet en los años setenta, describe las sesiones de grupo del psiquiatra como «experiencias profundamente inmersivas». Utilizando películas y una variedad de estímulos sensoriales, Roquet buscaba que los pacientes confrontaran y discutieran sus impulsos agresivos y sexuales en un entorno terapéutico. Krippner quedó impresionado por la capacidad del médico para ayudar a los pacientes a alcanzar una comprensión profunda y consuelo mutuo.

Más tarde, Roquet fue invitado a dar conferencias y participar en sesiones psicodélicas en Estados Unidos. A pesar de su innovación y eficacia terapéutica, se enfrentó a controversias legales tanto en México como en EE.UU., lo que provocó una reacción internacional con numerosas cartas y artículos escritos en su defensa. Después de su paso por prisión, ajustó su enfoque terapéutico, redujo el uso de sustancias psicoactivas y siguió siendo una figura influyente en la psicoterapia hasta su muerte en 1995.

Richard Yensen, doctor en Psicología por la Universidad de Irvine, California, fue becario de investigación en el Maryland Psychiatric Research Center desde 1972 hasta 1976. Allí estudió la psicoterapia psicodélica y trató a pacientes con trastornos de abuso de sustancias, cáncer y neurosis, entre otros. Realizó su tesis doctoral sobre el uso de MDA en psicoterapia con pacientes ambulatorios neuróticos, y admite el potencial de la ketamina como adjunto en la psicoterapia psicodélica y destaca su potencial para tratar la depresión y expandir la conciencia[53].

El destacado Dr. **Evgeny Krupitsky**, un respetado profesional en el campo de la investigación clínica en Rusia, también ha contribuido de manera significativa al estudio y comprensión de la psicoterapia psicodélica con ketamina desde hace más de tres décadas. Su trayectoria se ha caracterizado por una dedicación incansable a la investigación rigurosa en este campo y por la evolución de su enfoque terapéutico a lo largo de los años. Krupitsky inició sus investigaciones pioneras en 1985, centrándose principalmente en la aplicación de la ketamina para tratar la dependencia al alcohol. Su enfoque inicial involucró la utilización de la ketamina a fin de inducir experiencias psicodélicas aversivas, que fueron combinadas hábilmente con técnicas de terapia conductual. Esta aproximación inicial buscaba abordar la adicción al alcohol de manera efectiva y, al mismo tiempo, explorar el potencial terapéutico de la ketamina en un contexto clínico.

Con el tiempo, su investigación experimentó una evolución significativa a medida que comenzó a obtener resultados prometedores y beneficiosos en sus pacientes. Esta evolución condujo a un cambio en su enfoque terapéutico hacia un modelo existencial y transpersonal, que se basó en el reconocimiento de que las experiencias transpersonales extáticas inducidas por la ketamina también producían resultados terapéuticos notables y significativos en los individuos que participaban en el tratamiento.

En la actualidad, muchos médicos llevan años trabajando con la ketamina, especialmente para tratar la depresión. En España, contamos ya con decenas de clínicas que la utilizan, de las cuales te hablaré en el capítulo 12. El número aún es reducido, dado que se trata de una terapia novedosa y transgresora, que actualmente únicamente está disponible en la medicina privada. Al respecto, más adelante veremos por qué, pese a tratarse de un tratamiento con un elevado porcentaje de éxito, está llegando con cuentagotas al primer mundo.

Está siendo un proceso largo que, no obstante, no ha impedido a todos estos médicos explorarlo y ponerlo a disposición de los pacientes. Unos profesionales que están siguiendo la estela de los mencionados anteriormente, quienes han contribuido significativamente al campo del tratamiento con ketamina, destacando la diversidad de enfoques y experiencias en su uso clínico. Sus estudios, charlas y conferencias les han puesto durante años en la diana del debate, pero gracias a su apuesta por la innovación y el coraje en la medicina, especialmente al abordar condiciones difíciles como la depresión resistente a tratamientos, ahora contamos con un método revolucionario que da esperanza a los millones de personas que diariamente conviven con la depresión.

8

LA **KETAMINA** PARA **PREVENIR** EL **SUICIDIO**

La ketamina no solo ha ayudado y está curando a millones de personas que sufren depresión en todo el mundo, sino que además está previniendo el suicidio, particularmente el relacionado con esta enfermedad. Las personas afectadas de depresión grave presentan un mayor riesgo suicida que la población general, lo que ha hecho que en la actualidad el suicidio constituya un problema de salud pública importante pero prevenible. A pesar de ello, el suicidio, como la depresión, es un fenómeno complejo de origen multifactorial, ya que los factores de riesgo son diversos, y pueden ser de carácter biológico, psicológico y ambiental. Pero debemos tener una cosa clara: la depresión se puede curar y el suicidio se puede prevenir.

En los últimos años, tanto las tasas de depresión como las de suicidio no han dejado de aumentar en los países desarrollados, que es justo donde se puede acceder a mejores tratamientos. Unos tratamientos que, como hemos ido viendo a lo largo del libro, no siempre son efectivos, especialmente cuando la depresión es grave o se ha extendido demasiado en el tiempo.

En lo que se refiere al suicidio, estrechamente ligado con la depresión, las cifras son abrumadoras. Cada año, se quitan la vida cerca de 800.000 personas en todo el mundo, según datos de la ONU, que establece que el suicidio es ya una de las principales causas de muerte en muchos países y que no distingue entre países pobres y ricos, a pesar de que los segundos ofrecen un mayor abanico de tratamientos y medicamentos para prevenirlo, pues en gran parte de las ocasiones, el suicidio está relacionado con trastornos y enfermedades mentales, y suele llevarse a cabo cuando la persona no puede más o está atravesando crisis, ruptura o dolor.

Aunque ni la depresión ni el suicidio distinguen entre grupos, sí que hay colectivos especialmente vulnerables, como son las personas que están expuestas a conflictos, violencia, abusos o que son objeto de discriminación. El suicidio, como la depresión, se da más entre los hombres que entre las mujeres. La OMS lleva años indicando que los suicidios se pueden prevenir con políticas orientadas a reducir el consumo de sustancias nocivas y ofreciendo atención y tratamiento a las personas con problemas de salud mental, enfermos crónicos y a las que abusan de las drogas. Sin embargo, como hemos estado viendo, no parece que los tratamientos más populares estén siendo muy efectivos.

En España, el panorama no es mejor. De hecho, según el Instituto Nacional de Estadística (INE), en el año 2022 un total de 4.227 personas murieron por suicidio y lesiones autoinfligidas, frente a las 4.003 de 2021. Esta dramática tendencia al alza no deja de aumentar, pues en 2018 se registraron 3.539 muertes por suicidio en el país, y desde entonces la cifra ha ido subiendo sin parar.

Así, el incremento respecto a 2021 representa un 5,6%, pero supone un 19,4% si lo comparamos con los datos del período 2018-2022. Al respecto, de la tasa de 7,573 personas que se quitaron la vida por cada 100.000 habitantes en

2018, se ha llegado a las 8,846 en 2022. Esto supone, solo en España, once vidas perdidas cada día, lo que, un año más, mantiene el suicidio como primera causa externa de muerte en España. Los expertos de todo el mundo llevan años alertando sobre esta tendencia, poniendo especial énfasis en que se puede reducir si se previene adecuadamente. Asimismo, los especialistas ponen el foco en que la inmensa mayoría de las personas con conducta suicida no querían quitarse la vida sino solo escapar del sufrimiento extremo que padecían, un sentimiento desolador que entronca frontalmente con la depresión.

Con este marco general, es imprescindible empezar a tomar medidas para reducir las cifras de depresión y suicidio, que no dejan de aumentar cada año, aun a pesar de que, sobre todo en los países occidentales, es especialmente sencillo acceder a tratamientos con fármacos. El problema, ya apuntado, es que estos tratamientos comunes no funcionan para todo el mundo, sobre todo cuando la enfermedad es grave y se ha extendido en el tiempo.

Para todas estas personas con trastornos mentales que no han respondido al tratamiento, está disponible e indicada la terapia con ketamina, que también se ha comprobado que reduce las ideas suicidas en los pacientes.

LA TERAPIA CON KETAMINA PARA REDUCIR LAS IDEAS SUICIDAS EN LOS PACIENTES

La ketamina ha demostrado ser especialmente efectiva en la reducción de las ideas suicidas, como se constató en el primer estudio de la ketamina para combatir la depresión (el de

Berman *et al.* del año 2000, ya mencionado), que detalló entre sus resultados una disminución en la severidad de las ideas suicidas. Posteriormente, se ha estudiado ampliamente el efecto específico de la ketamina en la ideación suicida. Al respecto, un estudio del año 2017 capitaneado por Samuel T. Wilkinson y publicado en *The American Journal of Psychiatry*[54], detalló que la ketamina redujo rápidamente, en un día y hasta una semana, los pensamientos suicidas en pacientes deprimidos con ideación suicida.

Existen numerosos estudios científicos que han evaluado la eficacia de la ketamina en la reducción de la ideación suicida. Uno de ellos, de Katrina Witt y su equipo, fue publicado en la revista *Australian & New Zealand Journal of Psychiatry* en enero de 2020[55]. El objetivo de la revisión sistemática y metaanálisis fue determinar la eficacia a corto y largo plazo de la ketamina para la ideación suicida. Se incluyeron 25 informes de quince ensayos clínicos independientes, con un total de 572 participantes, principalmente diagnosticados con trastornos afectivos. Los resultados mostraron que la ketamina administrada en una dosis de 0,5 mg/kg mediante una única infusión intravenosa durante un período de 30 a 45 minutos estaba asociada con una reducción significativa en los puntajes de ideación suicida a las cuatro horas después de la infusión, efecto que persistió hasta 72 horas después de la infusión.

Otra investigación[56], esta de 2018, el objetivo de la cual era evaluar el efecto agudo de la ketamina intravenosa subanestésica como tratamiento adicional para la ideación suicida clínicamente significativa en pacientes con trastorno depresivo mayor, determinó una mayor reducción de dicha ideación suicida dentro de las 24 horas en comparación con el midazolam, parcialmente independiente del efecto antidepresivo.

Además de estas investigaciones, se han efectuado numerosas revisiones sistemáticas y metaanálisis, como otra publicada en 2020[57], que demostró que la administración repetida de ketamina intravenosa subanestésica puede prolongar la rápida disminución de la ideación suicida causada por infusiones únicas.

Así, poco a poco, los estudios que se llevan a cabo están permitiendo que los investigadores tengan una mejor comprensión de cómo funciona la ketamina en el cerebro y la rapidez con la que puede mejorar el pensamiento distorsionado, algo esencial cuando se trata de ideas suicidas, pues es de vital importancia actuar con rapidez antes de que el resultado sea irreversible, y ser capaz de pensar con más claridad puede hacer que alguien abandone su idea de suicidio.

Los expertos, como vemos, siguen analizando el papel de la ketamina en la depresión y en el suicidio, y apuntan a que debería ser el foco de las investigaciones futuras, con el objetivo de mejorar los resultados de los pacientes con depresión y que están en riesgo de suicidio.

9

¿POR QUÉ ESTÁ TARDANDO TANTO EN LLEGAR EL TRATAMIENTO CON KETAMINA PARA LA DEPRESIÓN?

A lo largo de este libro hemos profundizado en la historia de la ketamina y en sus usos, particularmente efectivos para tratar a pacientes con depresión severa. También hemos citado numerosos estudios que así lo han determinado, así como a médicos expertos que la han usado y la siguen utilizando en sus terapias, con gran éxito. Entonces, ¿por qué no has oído hablar seguramente de la ketamina para tratar la depresión hasta hace poco? ¿Y por qué los gobiernos no financian su utilización si están tan preocupados por la salud mental y por reducir la tasa de suicidios entre sus habitantes?

Evidentemente, no es sencillo responder a estas preguntas, pero sí podemos aventurarnos a hacer un diagnóstico de la situación actual en que se encuentra la ketamina, a pesar de que existen numerosas pruebas de su eficacia desde el año 2000. El Ketamine Advocacy Network, fundado por Dennis Hartman[58], quien se ha beneficiado de las terapias con ketamina, identifica tres factores principales que han obstaculizado el avance de la investigación y el acceso al tratamiento con ketamina: la oposición de las compañías farmacéuticas, la resistencia de los psiquiatras y las preocupaciones de los investigadores.

Para empezar, las compañías farmacéuticas no están motivadas a financiar investigaciones sobre la ketamina debido a que ya no está patentada, lo que significa que no pueden obtener ganancias significativas con ella. En cambio, se enfocan en modificarla ligeramente para crear compuestos patentables, a pesar de la falta de conocimiento sobre los posibles daños a largo plazo de estos nuevos compuestos.

En segundo lugar, tenemos a los psiquiatras, que por naturaleza son conservadores y reacios a adoptar rápidamente nuevos tratamientos sin una extensa evidencia respaldada por la industria farmacéutica. Además, debido a la falta de promoción directa de la ketamina por parte de las compañías farmacéuticas, son ellos quienes deben realizar sus propias investigaciones, lo cual es un proceso que lleva tiempo, y no todos lo tienen.

Y en tercer y último lugar, están los investigadores, que suelen concluir que se necesitan más estudios para establecer la seguridad a largo plazo del uso de la ketamina, pero estos estudios son prácticamente inexistentes debido a la falta de financiación. Sin embargo, se ha acumulado evidencia a partir de la experiencia de pacientes tratados con ketamina para el dolor y de aquellos que la han consumido recreativamente en dosis altas durante largos períodos. En cuanto a los posibles riesgos de abuso y adicción, son extremadamente raros cuando la ketamina se usa bajo supervisión médica adecuada.

A pesar de estas barreras, los tratamientos con ketamina para combatir la depresión son cada vez más usuales en los países occidentales, donde está clasificada como un medicamento controlado debido a su potencial de abuso. Su uso en medicina humana y veterinaria, de hecho, está permitido, pero bajo estrictas regulaciones. En el contexto de la depresión, la ketamina ha mostrado resultados prometedores en algunos estudios, especialmente en casos de depresión resistente al tratamiento, pero su uso no está ampliamente aceptado ni regulado en todos los países.

En España, el uso de la ketamina para tratar la depresión se encuentra en un área legal algo gris, pues no está específicamente aprobada para el tratamiento de la depresión por la Agencia Española de Medicamentos y Productos Sanitarios (AEMPS), pero, en ciertas circunstancias y bajo su propia responsabilidad, los médicos pueden prescribir medicamentos fuera de su indicación aprobada tras evaluar cuidadosamente el caso de cada paciente. Por ello, en la actualidad, tanto en España como en la mayoría de países que ofrecen estos tratamientos con ketamina, únicamente están disponibles en el ámbito de la sanidad privada.

¿HACIA DÓNDE VAMOS?

La terapia con ketamina ha emergido como un enfoque innovador en el tratamiento de la depresión y otros trastornos mentales, pues ofrece una alternativa rápida y efectiva para aquellos pacientes que no han encontrado alivio con los tratamientos convencionales. Sin embargo, este camino hacia la transformación en el cuidado de la salud mental no está exento de desafíos, que van desde barreras financieras y regulatorias hasta la necesidad de establecer estándares claros en la aplicación de la ketamina en entornos ambulatorios.

A pesar de su eficacia comprobada y su historial de seguridad de más de 50 años como anestésico, la ketamina se enfrenta ahora a obstáculos significativos para su difusión generalizada. Uno de los mayores desafíos, ya mencionado, radica en la imposibilidad de patentarla, lo que desincentiva a las farmacéuticas a invertir en su promoción. Este dilema financiero se traduce en una falta de impulso para la investigación y el desarrollo de la ketamina como tratamiento estándar.

No obstante estos desafíos, la ketamina representa un nuevo horizonte en el tratamiento de la depresión, pues ofrece un alivio rápido incluso en casos resistentes a tratamientos convencionales. Mientras que los antidepresivos convencionales pueden requerir semanas o meses para mostrar efectividad, la ketamina actúa de manera inmediata, focalizándose en el sistema glutamatérgico, que podría desempeñar un papel central en los trastornos del estado de ánimo. Además, su administración intramuscular en dosis subanestésicas se considera segura.

Los efectos secundarios comunes, como náuseas y vómitos ocasionales, pueden minimizarse con un ayuno adecuado antes del tratamiento. De hecho, normalmente se recomienda a los pacientes que no coman nada al menos cuatro horas antes del tratamiento. Durante el mismo, se observa un ligero aumento en la presión arterial, pero este fenómeno se controla de cerca para garantizar la seguridad del paciente. Un paciente que ha sido elegido específicamente para ser tratado con ketamina, pues, como hemos visto en capítulos anteriores, su uso no es recomendable para todo el mundo.

Por el contrario, aquellos que han experimentado fallos en múltiples tratamientos antidepresivos y no presentan contraindicaciones específicas son considerados aptos para esta terapia novedosa y revolucionaria. Una terapia que está en continua investigación y por eso es crucial que los médicos proporcionen a los pacientes toda la información detallada sobre los efectos, riesgos y beneficios del tratamiento.

Darle toda la información posible al paciente es determinante para establecer expectativas realistas y fomentar la colaboración en el proceso de curación. De hecho, tú mismo, lector, ya estás dando un paso de gigante en tu curación leyendo estas páginas, pues solo con el mapa completo podrás decidir si la ketamina es o no para ti; más tarde, evidentemente, tendrás que confrontar la opinión con el doctor o la clínica especializada que elijas, donde te informarán sobre la dosis inicial, que suele ser de 0,5 mg/kg por vía intramuscular, aunque cada médico aplica un método diferente. Independientemente de la vía de suministración de la ketamina, los efectos pico se experimentan en los primeros 10-20 minutos, y la recuperación completa suele ocurrir en un lapso de 90 minutos. Los beneficios de la terapia con ketamina son notables, con mejoras rápidas en la depresión, la ansiedad y el dolor.

Sin embargo, la duración de estos efectos puede variar, y algunos pacientes pueden requerir tratamientos regulares para mantener la remisión de la enfermedad. Y, evidentemente, la clínica debe mantener un registro detallado del uso del medicamento para garantizar la trazabilidad y la seguridad del paciente.

La ketamina parece influir en el procesamiento emocional e intervenir en la extinción y reconsolidación de recuerdos traumáticos. Este mecanismo de acción podría ser beneficioso en la terapia de exposición y otros enfoques psicoterapéuticos, y abrir nuevas posibilidades en la comprensión y tratamiento de las enfermedades mentales. Además de su eficacia en el tratamiento de la depresión, la ketamina ha demostrado efectos positivos en trastornos del dolor, trastorno de estrés postraumático (TEPT), trastornos de ansiedad y trastornos alimentarios, como ya hemos detallado. Estos resultados sugieren un potencial terapéutico más amplio, que va más allá de los límites de la depresión clínica.

Por lo tanto, a pesar de los desafíos regulatorios y financieros que enfrenta la terapia con ketamina, parece que se vislumbra un futuro en el que esta estrategia farmacológica se generalice en entornos ambulatorios, pues no solo ofrece una respuesta rápida a la depresión resistente al tratamiento, sino que también abre nuevas puertas en la curación de una enorme variedad de trastornos mentales. Su seguridad comprobada a lo largo de décadas respalda su potencial revolucionario en el campo de la salud mental y desafía las percepciones tradicionales a la vez que ofrece esperanza a aquellos que buscan soluciones efectivas y rápidas para sus luchas emocionales.

10

LA KETAMINA, MÁS ALLÁ DE LA DEPRESIÓN: SUS OTROS USOS EN LA SALUD

En este capítulo profundizaremos en el fascinante mundo del uso de la ketamina en diversas condiciones médicas, tanto psiquiátricas como físicas, lo que deja patente la sorprendente versatilidad de este fármaco, que ha sido objeto de un creciente interés entre la comunidad médica y científica debido a sus efectos singulares y potencialmente beneficiosos en una amplia gama de trastornos de salud.

En el ámbito de la psiquiatría, la ketamina ha demostrado ser una herramienta valiosa para el tratamiento de numerosos trastornos, generando un entusiasmo significativo entre los profesionales de la salud mental. A pesar de que, en algunos casos, la evidencia se basa en informes de casos individuales, en otros se han llevado a cabo investigaciones más extensas para evaluar su eficacia. Esta dicotomía en la evidencia resalta la necesidad continua de investigar y comprender plenamente el alcance de sus beneficios en la psiquiatría.

Algunos de los trastornos psiquiátricos en los que se ha explorado el potencial terapéutico de la ketamina incluyen el autismo, el síndrome de Rett, el trastorno explosivo intermitente, los trastornos de ansiedad, el trastorno obsesivo-compulsivo, el trastorno de estrés postraumático y los pensamientos suicidas. Además, también ha sido considerada en programas de tratamiento para la adicción al alcohol y la heroína, así como para la dependencia de la cocaína. Estos son solo algunos ejemplos de la amplia gama de condiciones en las que se ha investigado la ketamina.

En el ámbito de las condiciones físicas, esta sustancia ha demostrado su utilidad en el tratamiento de la enfermedad de Parkinson, pues puede aliviar la discinesia inducida por L-Dopa. Además, se ha estudiado su eficacia en pacientes con migrañas refractarias, que han experimentado una reducción efectiva de los síntomas.

Antes de pasar a detallar lo anteriormente mencionado es importante destacar que, aunque la ketamina ha mostrado ser particularmente efectiva en muchas de estas áreas, su uso no se considera una panacea universal y aún se necesita una mayor investigación para comprender completamente sus mecanismos de acción, su eficacia a largo plazo y los posibles efectos secundarios. Sin embargo, su versatilidad como herramienta terapéutica en trastornos psiquiátricos y físicos es innegable y sigue siendo un tema de estudio e interés creciente en el campo de la medicina y la psiquiatría.

USOS DE LA KETAMINA EN EL ÁMBITO DE LA PSIQUIATRÍA

En el ámbito de la psiquiatría, la ketamina se ha utilizado y se utiliza para tratar:

A) AUTISMO

El autismo es un trastorno del neurodesarrollo que afecta la comunicación, la interacción social y el comportamiento. Su tratamiento ha sido tradicionalmente complejo, con enfoques que incluyen terapias conductuales, educativas y, en algunos casos, medicamentos. Pero, en los últimos años, se ha producido un interés creciente en el uso de la ketamina, un anestésico disociativo, para tratar algunos síntomas asociados con este trastorno. Aunque la investigación aún está en sus primeras etapas[59] y se basa en gran medida en informes de casos y estudios pequeños, hay evidencia anecdótica y preliminar que sugiere beneficios potenciales, como:

→ **Mejoras en la interacción social**: algunos informes indican que la ketamina puede estar asociada con mejoras en la interacción social de las personas con autismo. Se ha observado un aumento en la capacidad de relacionarse y comunicarse con los demás.

→ **Reducción de comportamientos compulsivos**: otro aspecto destacado es la posible reducción de comportamientos compulsivos, pues se ha informado que la ketamina ayuda a disminuir ciertos patrones de comportamiento repetitivo y estereotipado asociados con el autismo.

→ **Modulación de la actividad cerebral**: se cree que la ketamina puede tener un impacto en la actividad cerebral y los receptores glutamatérgicos, lo cual podría influir en los síntomas del autismo. Sin embargo, los mecanismos exactos aún no se comprenden completamente.

A pesar de las observaciones prometedoras, es crucial señalar que la investigación sobre el uso de la ketamina en el autismo está en una fase inicial. Se requieren estudios más amplios y controlados para comprender mejor la seguridad y eficacia a largo plazo. Asimismo, la respuesta a la ketamina puede variar significativamente entre las personas con autismo, ya que algunos pueden experimentar mejoras notables, mientras que otros pueden no responder igual. Cualquier consideración para su uso debe abordarse de manera individualizada y bajo la orientación de profesionales médicos. Además, la comunidad científica sigue investigando para comprender mejor cómo y por qué la ketamina podría influir en los síntomas del autismo.

B) SÍNDROME DE RETT

El Síndrome de Rett es un trastorno neurológico del desarrollo que afecta principalmente a las niñas y, en raras ocasiones, a los niños. Se caracteriza por la pérdida de habilidades motoras y sociales, así como por el desarrollo de movimientos estereotipados de las manos. Su tratamiento presenta desafíos significativos. Aunque no existe una cura conocida, la investigación en diversos enfoques terapéuticos, incluida la ketamina, está en curso:

→ **Investigación preliminar**: al igual que sucede con el autismo, la investigación sobre el uso de la ketamina para tratar el Síndrome de Rett se encuentra en sus etapas iniciales. La evidencia actual proviene principalmente de estudios pequeños y casos individuales60, lo que significa que aún se necesita más investigación para comprender completamente la eficacia y seguridad de la ketamina en esta población.

→ **Potencial para modificar la plasticidad cerebral**: se ha sugerido que la ketamina podría tener el potencial de modificar la plasticidad cerebral y mejorar la función neuronal en casos de Síndrome de Rett. La plasticidad cerebral se refiere a la capacidad del cerebro para cambiar y adaptarse.

→ **Enfoque en la reducción de la hiperexcitabilidad neuronal**: se cree que la ketamina, como antagonista del receptor de N-metil-D-aspartato (NMDA), puede ayudar a reducir la hiperexcitabilidad neuronal, un fenómeno observado en algunos trastornos neurológicos, incluido el Síndrome de Rett.

En resumen, aunque investigaciones iniciales sugieren un posible beneficio de la ketamina en el tratamiento del Síndrome de Rett, son precisos más trabajos para comprender completamente su papel y su seguridad en esta condición. La comunidad científica continúa explorando diversas estrategias terapéuticas para abordar los desafíos asociados con el Síndrome de Rett, y la ketamina es una de las áreas de interés en constante evolución.

C) TRASTORNO EXPLOSIVO INTERMITENTE

El Trastorno Explosivo Intermitente (TEI) es un trastorno del control de impulsos que se caracteriza por episodios de agresión verbal o física desproporcionada en relación con la situación desencadenante. Estos episodios suelen ir acompañados de una incapacidad para controlar los impulsos agresivos, lo que puede resultar en daño para uno mismo, para otros o para objetos del entorno. Al respecto, la ketamina ha sido investigada y utilizada como una posible opción de tratamiento para controlar los episodios de ira asociados con el TEI[61].

→ **Control de la hiperactividad neural**: se ha sugerido que la ketamina, como antagonista del receptor de N-metil-D-aspartato (NMDA), puede tener efectos en la modulación de la actividad neuronal, lo que podría ser relevante en el contexto del TEI, pues en algunos casos se ha observado hiperactividad neural.

→ **Rápida reducción de los síntomas**: algunos estudios y casos clínicos han indicado que la ketamina puede conducir a una rápida reducción de los síntomas de explosiones de ira en individuos con este trastorno; y esta respuesta rápida puede ser beneficiosa, especialmente en situaciones en las que se busca alivio inmediato.

→ **Efectos sobre la regulación del estado de ánimo**: la ketamina también ha sido estudiada por sus efectos en la regulación del estado de ánimo, por lo que se ha planteado la hipótesis de que podría tener impactos positivos en la estabilidad emocional, lo cual sería relevante para el TEI, caracterizado por cambios rápidos y severos en el estado de ánimo.

A pesar de estos indicios, es crucial destacar que la investigación sobre el uso de la ketamina en el TEI es limitada y se encuentra en las etapas iniciales.

D) TRASTORNOS DE ANSIEDAD

El uso de la ketamina en el tratamiento de los trastornos de ansiedad ha generado interés en la comunidad médica debido a su capacidad para inducir mejoras rápidas en los síntomas. Los trastornos de ansiedad, que incluyen condiciones como el trastorno de ansiedad generalizada, el trastorno de pánico, y el trastorno de estrés postraumático, son afecciones mentales que afectan la salud emocional y el bienestar general de quienes las experimentan. Los principales aspectos del uso de la ketamina en los trastornos de ansiedad son los siguientes:

→ **Rapidez en la mejora de los síntomas**: uno de los aspectos más notables del uso de la ketamina en los trastornos de ansiedad es la rapidez con la que puede producir mejoras en los síntomas. A diferencia de muchos tratamientos convencionales que pueden tardar semanas en mostrar sus efectos, la ketamina a menudo induce respuestas rápidas, lo que puede ser beneficioso, especialmente en situaciones de crisis o emergencia.

→ **Mecanismo de acción**: la ketamina actúa como un antagonista del mencionado receptor NMDA, y se ha sugerido que su impacto en la modulación de la neurotransmisión glutamatérgica podría desempeñar un papel en la mejora de los trastornos de ansiedad62. Asimismo, la glutamina es un neurotransmisor que desempeña un papel fundamental en la excitación neuronal.

→ **Estudios y evidencia clínica**: existen estudios clínicos y revisiones63 que respaldan la eficacia de la ketamina en la mejora de los síntomas de los trastornos de ansiedad. Estos estudios64 han observado mejoras significativas en la ansiedad y la depresión en pacientes que reciben infusiones de ketamina.

→ **Efectos duraderos**: aunque la mejora inicial puede ser rápida, algunos estudios indican que los beneficios de la ketamina en los trastornos de ansiedad pueden tener una duración variable. Por ello, se necesitan más investigaciones para comprender la duración de estos efectos y desarrollar estrategias de mantenimiento a largo plazo.

E) TRASTORNO OBSESIVO-COMPULSIVO (TOC)

El trastorno obsesivo-compulsivo (TOC) es un trastorno de ansiedad caracterizado por pensamientos intrusivos no deseados (obsesiones) y comportamientos repetitivos destinados a aliviar la ansiedad asociada (compulsiones). El tratamiento convencional del TOC a menudo involucra terapias cognitivo-conductuales y medicamentos, pero, en algunos casos, la ketamina ha mostrado resultados prometedores en la reducción significativa de los síntomas del TOC. Así, los principales aspectos de su uso en el trastorno obsesivo-compulsivo son:

→ **Rápida reducción de los síntomas**: como en otros trastornos psiquiátricos, la ketamina ha demostrado ser efectiva para lograr una rápida reducción de los síntomas del TOC en algunos pacientes. Esto contrasta con la latencia de acción que se observa en algunos tratamientos convencionales para el trastorno.

→ **Mecanismo de acción**: la ketamina actúa como un antagonista del receptor NDMA y, a través de su impacto en la modulación de la neurotransmisión glutamatérgica, se cree que puede tener efectos positivos en la plasticidad neuronal y la conectividad cerebral. estos mecanismos pueden estar relacionados con la mejora de los síntomas del TOC.

→ **Evidencia clínica**: se han documentado casos y estudios clínicos[65] que respaldan la eficacia de la ketamina en la reducción de los síntomas del TOC. Estos informes incluyen pacientes que han experimentado mejoras significativas en las obsesiones y compulsiones después de recibir tratamientos con ketamina.

→ **Duración de los efectos**: aunque la ketamina puede proporcionar una mejora rápida de los síntomas, la duración de estos efectos puede variar entre individuos. Por ello, son necesarios más estudios para comprender la persistencia de los beneficios y la necesidad de tratamientos de mantenimiento.

F) TRASTORNO DE ESTRÉS POSTRAUMÁTICO (TEPT)

El trastorno de estrés postraumático (TEPT) es un trastorno de ansiedad que puede desarrollarse después de experimentar eventos dolorosos. Se caracteriza por síntomas como recuerdos intrusivos, pesadillas, hipervigilancia y evitación de recordatorios del trauma. El tratamiento convencional incluye terapias cognitivo-conductuales y medicamentos, y en algunos casos, la ketamina ha mostrado beneficios en la reducción de los síntomas del TEPT:

→ **Reducción de los síntomas intrusivos**: la ketamina ha demostrado ser eficaz en la reducción de los síntomas intrusivos asociados con el TEPT, como los recuerdos y pensamientos intrusivos relacionados con el trauma.

→ **Modulación de la respuesta al estrés**: se sugiere que la ketamina puede tener efectos positivos en la modulación de la respuesta al estrés[66], lo que podría influir en la forma en que los individuos con este trastorno procesan y manejan los recuerdos traumáticos.

→ **Rapidez en la mejora**: al igual que en otros trastornos psiquiátricos, uno de los aspectos destacados del uso de la ketamina en el TEPT es la rapidez con la que puede producir mejoras en los síntomas, en comparación con algunos tratamientos convencionales que pueden necesitar más tiempo antes de mostrar efectos.

→ **Mecanismos neurobiológicos**: se ha propuesto que la acción de la ketamina sobre los receptores de NMDA y su impacto en la plasticidad neuronal y la conectividad cerebral pueden estar relacionados con los beneficios observados en este trastorno. Estos mecanismos, no obstante, aún se están explorando en la investigación científica.

G) PENSAMIENTOS SUICIDAS

El uso de ketamina en la reducción rápida de la ideación suicida ha sido un área de investigación que ha generado un interés significativo, especialmente en el contexto de la salud mental, como ya hemos mencionado en el capítulo 8.

Los estudios han sugerido que la ketamina puede tener efectos rápidos y notables en la disminución de los pensamientos suicidas, lo que podría ser crucial para la intervención en situaciones de crisis, debido a:

→ **Rapidez en la respuesta**: uno de los aspectos más destacados es la rapidez con la que la ketamina puede reducir la ideación suicida. Algunos estudios67 han informado de mejoras significativas en un corto período de tiempo después de la administración de ketamina en comparación con otros tratamientos que pueden requerir semanas para mostrar efectos notables.

→ **Mecanismos de acción**: aunque los mecanismos exactos aún se están investigando, se sugiere que la acción de la ketamina sobre los receptores de n-NMDA y su impacto en la plasticidad neuronal pueden influir en la regulación del estado de ánimo y en la respuesta ante situaciones de crisis.

→ **Estudios clínicos**: varios estudios clínicos68 han evaluado el efecto de la ketamina en la reducción de la ideación suicida, y los resultados han sido prometedores, pues la administración de esta sustancia en entornos controlados y supervisados ha mostrado beneficios en la población con riesgo de suicidio.

→ **Duración de los efectos**: aunque la ketamina puede proporcionar una reducción rápida de los pensamientos suicidas, la duración de estos efectos puede variar entre individuos, por lo que se necesita más investigación.

H) ADICCIÓN AL ALCOHOL Y LA HEROÍNA

El uso de la ketamina en programas de tratamiento de adicciones, particularmente en el contexto de la adicción al alcohol y la heroína, sigue siendo objeto de interés y estudio en la investigación sobre salud mental y trastornos por uso de sustancias. La ketamina ha demostrado tener propiedades únicas que podrían ser beneficiosas en la terapia de adicciones, aunque la investigación aún está en sus primeras etapas.

→ **Efectos sobre la plasticidad cerebral**: se ha propuesto que la ketamina puede tener efectos sobre la plasticidad cerebral y la formación de nuevas conexiones neuronales, lo que podría ser relevante en el contexto de la adicción, en que se busca modificar patrones de pensamiento y comportamiento arraigados.

→ **Reducción de la depresión asociada**: la ketamina también se ha estudiado por sus efectos en la reducción de la depresión asociada con la adicción[69]. Muchas personas que luchan con adicciones experimentan comorbilidad con trastornos depresivos, y la ketamina puede tener un impacto positivo en estos casos.

→ **Efectos rápidos**: similar a su acción en trastornos psiquiátricos, la ketamina es conocida por inducir efectos rápidos. En el contexto de la adicción, esto podría ser especialmente relevante para abordar con celeridad la urgencia y la intensidad de los síntomas de abstinencia o de la propia adicción.

Aunque, como en los casos anteriormente descritos, hay estudios preliminares que sugieren beneficios en el uso de la ketamina en programas de tratamiento de adicciones[70], es importante destacar que la investigación está en curso y que son necesarios estudios más amplios y controlados para confirmar su eficacia.

I) ADICCIÓN A LA COCAÍNA

La adicción de la cocaína es un problema de salud pública importante que afecta a millones de personas en todo el mundo. A lo largo de los años, se han realizado investigaciones exhaustivas para encontrar maneras efectivas de tratar esta dependencia devastadora. En este contexto, la mención de la ketamina como una posible herramienta terapéutica en el tratamiento de la adicción a la cocaína ha generado interés y ha sido objeto de estudio.

De hecho, su uso en el tratamiento de la adicción a la cocaína se ha investigado en el contexto de la terapia psicodélica y psiquedélica, que implica la administración de ketamina bajo la supervisión y asistencia de profesionales de la salud mental capacitados. Estos estudios[71] se han centrado en entender cómo puede influir la ketamina en la reducción del consumo de cocaína y en la interrupción de los patrones de comportamiento adictivo.

→ **Efecto en la plasticidad cerebral**: se ha propuesto que la ketamina puede tener un impacto en la plasticidad cerebral, lo que significa que podría ayudar a cambiar la forma en que el cerebro responde a las recompensas y a las señales de placer asociadas con el consumo de cocaína. Esto podría ser un mecanismo clave en la reducción de la dependencia.

→ **Estudios y resultados mixtos**: la investigación sobre el uso de ketamina en la adicción a la cocaína ha arrojado resultados mixtos[72]. Si bien algunos estudios han demostrado beneficios en la reducción del consumo de cocaína y la mejora de los síntomas adictivos, otros no han encontrado mejoras significativas. Esto subraya la necesidad de una mayor investigación y comprensión de su eficacia.

→ **No es un tratamiento estándar**: es importante enfatizar que la ketamina no se considera actualmente un tratamiento estándar para la adicción a la cocaína. Su uso en este contexto está en las primeras etapas de investigación y desarrollo. Asimismo, tiene efectos secundarios y riesgos potenciales, como alucinaciones y cambios en la presión arterial, y por lo tanto cualquier uso potencial de la ketamina en el tratamiento de la adicción a la cocaína debe ser supervisado por profesionales de la salud calificados.

En resumen, algunos estudios han sugerido que la ketamina podría tener un papel en la reducción del consumo de cocaína y en el tratamiento de la adicción, pero se necesitan más investigaciones para comprender completamente su eficacia y seguridad en este contexto.

J) TRASTORNOS ALIMENTARIOS

Los trastornos alimentarios, como la anorexia nerviosa, la bulimia nerviosa y el trastorno por atracón, son condiciones de salud mental graves que pueden ser muy difíciles de tratar. El uso de ketamina en relación con la mejora de los pacientes con trastornos alimentarios es un tema interesante que ha sido objeto de investigación en los últimos años. Aunque la ketamina se ha estudiado más ampliamente en el contexto de otros trastornos mentales, como la depresión y la ansiedad, algunos estudios han explorado su potencial como herramienta terapéutica en el tratamiento de los trastornos alimentarios.

→ **Efectos en la rumia obsesiva y los patrones de pensamiento disfuncionales**: se ha observado que la ketamina puede reducir la rumia obsesiva y los patrones de pensamiento disfuncionales asociados con los trastornos alimentarios[73], lo que podría contribuir a mejorías en la sintomatología de estos trastornos.

→ **Rapidez de acción**: al igual que en otros trastornos psiquiátricos, la ketamina se caracteriza por su capacidad para inducir efectos rápidos, lo que podría ser especialmente útil en el contexto de los trastornos alimentarios, en los que la intervención temprana es esencial.

→ **Investigación preliminar**: es importante destacar que la investigación sobre el uso de ketamina en trastornos alimentarios está en sus primeras etapas, y aunque existen informes y estudios preliminares que sugieren un potencial beneficio[74], es preciso seguir investigando para comprender completamente la eficacia y seguridad de la ketamina en este contexto.

→ **Tratamiento integral**: a pesar de la necesidad de investigación, la ketamina podría ser parte de un enfoque integral para el tratamiento de los trastornos alimentarios, que también podría incluir terapias cognitivo-conductuales, terapia de apoyo nutricional y apoyo psicosocial.

→ **Consideración individual**: la respuesta a la ketamina puede variar entre individuos, y no todos experimentarán los mismos beneficios. La individualidad de las respuestas y los efectos secundarios deben ser evaluados cuidadosamente. En resumen, si bien algunos estudios han sugerido que la ketamina podría tener potencial en la mejora de los síntomas en pacientes con trastornos alimentarios, es importante reconocer que la investigación se encuentra aún en sus primeras etapas.

K) TRASTORNO LÍMITE DE LA PERSONALIDAD

El trastorno límite de la personalidad (TLP), también conocido como trastorno de personalidad borderline, es una afección mental caracterizada por una gama de síntomas, que pueden incluir inestabilidad emocional, impulsividad, problemas en las relaciones interpersonales y dificultades en la regulación del estado de ánimo. La ketamina ha sido objeto de interés en el tratamiento del TLP debido a sus efetos potenciales en la regulación del estado de ánimo y la reducción de la ideación suicida. Entre los aspectos relevantes del uso de la ketamina en el trastorno límite de la personalidad destacan:

→ **Mejora en la regulación del estado de ánimo**: se ha informado que algunos pacientes con TLP experimentan mejoras en la regulación del estado de ánimo después de recibir ketamina[75], lo que puede ser especialmente relevante dado que las personas con TLP a menudo experimentan cambios de humor intensos y fluctuantes.

→ **Reducción de la ideación suicida**: uno de los aspectos más notables es la reducción de la ideación suicida en algunos pacientes con TLP después de recibir ketamina. La rapidez con la que esta puede inducir esta mejoría ha llamado la atención de la comunidad médica y de salud mental.

→ **Mecanismos neurobiológicos**: la ketamina actúa como un antagonista del receptor de NMDA y se cree que influye en la plasticidad neuronal y en la conectividad cerebral. Estos mecanismos podrían estar relacionados con la mejora de los síntomas en el mencionado trastorno.

L) DEPRESIÓN CON PSICOSIS

La depresión con psicosis es una forma grave de trastorno depresivo en la cual los individuos experimentan síntomas de depresión, como la tristeza profunda y la falta de interés en la vida, junto con síntomas psicóticos, como alucinaciones (percepciones falsas, como escuchar voces) y delirios (creencias falsas y fijas). El tratamiento de la depresión con psicosis puede ser complicado debido a la combinación de síntomas depresivos y psicóticos, y la ketamina ha sido objeto de estudio para evaluar su efectividad en el manejo de esta afección, debido a varios aspectos:

→ **Rapidez en la reducción de síntomas**: uno de los aspectos destacados del uso de la ketamina en la depresión con psicosis es la rapidez con la que puede reducir los síntomas. En algunos casos, ha demostrado ser eficaz en la inducción de mejoras rápidas, incluida la disminución de la ideación suicida.

→ **Mecanismo de acción**: la ketamina actúa como un antagonista del receptor de n-NMDA y, a través de su impacto en la modulación de la neurotransmisión glutamatérgica, se cree que puede tener efectos positivos en la plasticidad neuronal y la conectividad cerebral. Estos mecanismos pueden influir en la mejora de los síntomas depresivos y psicóticos.

→ **Estudios clínicos**: se han efectuado estudios clínicos[76] que han explorado la efectividad de la ketamina en pacientes con depresión con psicosis. Algunos de ellos han informado de mejoras significativas en los síntomas depresivos y psicóticos después de la administración de la ketamina, lo que, sin duda, es esperanzador para miles de pacientes.

→ **Consideraciones de seguridad**: la seguridad de la administración de la ketamina en pacientes con depresión con psicosis es una preocupación importante, y su uso deben supervisarlo profesionales médicos especializados para minimizar los riesgos y efectos secundarios, como las alucinaciones.

USOS DE LA KETAMINA EN EL TRATAMIENTO DE CONDICIONES FÍSICAS

En cuanto a las condiciones físicas, la ketamina se ha utilizado en el tratamiento de:

A) ENFERMEDAD DE PARKINSON

La Enfermedad de Parkinson es una afección neurológica crónica que afecta al sistema nervioso central y que causa síntomas motores como temblores, rigidez muscular, bradicinesia (movimientos lentos) y alteraciones en la postura y el equilibrio. Uno de los tratamientos más comunes para esta enfermedad es el uso de medicamentos dopaminérgicos, como la L-Dopa, que ayudan a aumentar los niveles de dopamina en el cerebro y alivian algunos de los síntomas motores.

Sin embargo, con el tiempo, muchos pacientes desarrollan una complicación conocida como discinesia inducida por L-Dopa, que se caracteriza por movimientos involuntarios, anormales e incontrolables. Estos movimientos pueden ser debilitantes y afectar su calidad de vida. Es aquí cuando entra en juego el interés en el uso de la ketamina para aliviar esta discinesia:

→ **Mecanismo de acción**: la ketamina actúa como un antagonista del ya mencionado receptor de N-metil-D-aspartato (NMDA) en el cerebro. Y se cree que esta acción puede influir en la plasticidad neuronal y en la modulación de la neurotransmisión glutamatérgica, lo que podría ayudar a reducir los movimientos involuntarios asociados con la discinesia.

→ **Estudios y resultados**: se han realizado investigaciones y ensayos clínicos para evaluar la eficacia de la ketamina en el alivio de la discinesia inducida por L-Dopa en pacientes con enfermedad de Parkinson, y algunos estudios han informado de mejoras significativas en la reducción de estos movimientos anormales después de la administración de la ketamina.

→ **Investigación en curso**: aunque existen resultados prometedores, la investigación sobre el uso de la ketamina en la discinesia inducida por L-Dopa en la Enfermedad de Parkinson aún está en desarrollo. Se necesitan más estudios[77] para comprender completamente su eficacia, duración de los efectos y posibles riesgos a largo plazo.

B) MIGRAÑAS

Las migrañas son un tipo de dolor de cabeza crónico y debilitante que puede afectar significativamente la calidad de vida de quienes las padecen. Aunque existen tratamientos convencionales para tratarlas, algunos pacientes experimentan migrañas refractarias, es decir, que no responden adecuadamente a los tratamientos estándar. En este contexto, la ketamina ha surgido como una opción terapéutica potencialmente beneficiosa para la reducción de los síntomas en pacientes con migrañas refractarias.

→ **Migrañas refractarias**: son aquellas que no responden de manera efectiva a los tratamientos convencionales, como los analgésicos y los triptanes. Estos pacientes a menudo enfrentan episodios de migraña más frecuentes, prolongados y debilitantes.

→ **Potencial de la ketamina**: la ketamina ha sido objeto de investigación en el tratamiento de migrañas refractarias debido a su capacidad para modular la percepción del dolor y su acción en los sistemas de neurotransmisión. Al respecto, se cree que puede influir en la reducción de la gravedad y la duración de los ataques de migraña.

→ **Estudios clínicos**: se han efectuado estudios clínicos y ensayos[78] para evaluar la eficacia de la ketamina en el alivio de las migrañas refractarias. Algunos de estos estudios han informado de una reducción efectiva de los síntomas en pacientes que previamente no habían respondido a otros tratamientos.

→ **Investigación continua**: aunque ya se han obtenido resultados prometedores, la investigación sobre el uso de la ketamina en migrañas refractarias está en curso. Se necesitan más estudios para comprender completamente su eficacia, duración de los efectos y posibles riesgos a largo plazo.

C) PRIAPISMO

El priapismo es una condición médica poco común que se caracteriza por una erección persistente, dolorosa y anormal del pene que no está relacionada con la estimulación sexual. Esta condición puede durar varias horas o incluso días y, si no se trata adecuadamente, puede derivar en complicaciones graves, como daño en los tejidos del pene y disfunción eréctil permanente. El priapismo se considera una emergencia médica que requiere atención inmediata. Al respecto, se ha investigado el uso de la ketamina como una opción terapéutica para aliviar el priapismo, especialmente en casos en los que otras medidas no han tenido éxito en la resolución de esta condición médica urgente.

→ **Acción en la plasticidad cerebral**: como ya sabes, la ketamina es conocida por su acción como antagonista del receptor de N-metil-D-aspartato (NMDA) en el cerebro. A través de este mecanismo, puede influir en la plasticidad cerebral y en la modulación de la neurotransmisión. Por ello, se cree que estos efectos podrían ser beneficiosos en la gestión del priapismo[79].

→ **Urgencia de tratamiento**: el priapismo es una emergencia médica que debe tratarse de inmediato para evitar complicaciones. Cuando los tratamientos convencionales, como la aspiración de sangre del pene, no han tenido éxito o son inadecuados, la ketamina se ha considerado como una opción adicional.

→ **Supervisión médica esencial**: es importante destacar que el uso de la ketamina en el tratamiento del priapismo debe llevarse a cabo bajo la supervisión de profesionales médicos calificados. La administración de ketamina y la gestión de los efectos secundarios deben ser realizadas por expertos en el campo médico.

→ **Investigación en curso**: aunque existen informes anecdóticos y estudios preliminares que sugieren un beneficio potencial de la ketamina en el alivio del priapismo, la investigación sobre este tema aún está en sus primeras etapas y, como en los casos anteriores, se necesitan estudios más extensos para evaluar plenamente su eficacia y seguridad en esta aplicación clínica específica.

Como hemos podido ver, la versatilidad de la ketamina en el ámbito médico es abrumadora. A pesar de que este fármaco no se considera una panacea universal y aún existe la necesidad de llevar a cabo más investigaciones en profundidad para comprender plenamente sus mecanismos de acción, su seguridad a largo plazo y su eficacia en diversas condiciones médicas, no se puede pasar por alto su potencial como una opción de tratamiento prometedora.

En un mundo en el que muchas condiciones médicas presentan desafíos significativos para los pacientes y los profesionales de la salud, la ketamina ha surgido como un punto de esperanza. A medida que la investigación continúa avanzando y se acumulan más datos clínicos, se abre la puerta a la posibilidad de mejorar la calidad de vida de quienes padecen enfermedades que anteriormente se consideraban difíciles de tratar de manera efectiva, como las que hemos mencionado.

La ketamina, pues, con su capacidad única para influir en la percepción del dolor, la plasticidad cerebral y la modulación de la neurotransmisión, se posiciona como un agente terapéutico intrigante en una amplia gama de trastornos, tanto psiquiátricos como físicos. Aunque no se puede ignorar la necesidad de una supervisión y una investigación rigurosas, su potencial es innegable y continúa siendo objeto de estudio e interés en el campo de la medicina y la atención médica.

11

EL **FUTURO** DE LOS **TRATAMIENTOS** CON **KETAMINA** PARA LA **DEPRESIÓN**

En el capítulo anterior hemos podido ver el horizonte prometedor del uso de la ketamina no solo en trastornos psiquiátricos, sino en todo tipo de enfermedades y condiciones médicas. En el caso de la depresión, que es el motivo que ha dado luz a este libro y la razón por la que tú lo estás leyendo, la ketamina ha demostrado su efectividad en el tratamiento de la depresión resistente al tratamiento, logrando tasas de respuesta de aproximadamente el 70% y tasas de remisión que oscilan entre el 30% y el 50%. Sin embargo, y dado que se trata de una sustancia sobre la que se sigue investigando, numerosos expertos se plantean la pregunta clave sobre cómo administrarla de manera eficaz y segura.

A pesar de ello, el futuro es totalmente prometedor, pues ya se están haciendo ajustes tanto en los tratamientos como en las vías de administración de la sustancia. Así, se prevé que las vías de administración oral, sublingual e intranasal ganen terreno, relegando los métodos de inyección a un segundo plano. La ketamina también podría emerger como una alternativa a la terapia electroconvulsiva en pacientes hospitalizados con depresión severa. Y en el contexto de enfermedades crónicas recurrentes, se vislumbra su consideración como tratamiento de primera línea, especialmente para aquellos pacientes con historial familiar de trastornos del estado de ánimo. La administración temprana, de hecho, podría incluso prevenir el deterioro progresivo de la enfermedad.

La utilidad de la ketamina se extiende al campo de la atención paliativa, en el que ha demostrado ser efectiva en la reducción de la ansiedad, la depresión y el dolor. Asimismo, en el manejo de la ideación suicida, la ketamina puede ofrecer mejoras rápidas en el estado de ánimo y disminuir los pensamientos suicidas. Por ello, los expertos consideran que también podría ser beneficiosa para fortalecer la resiliencia al estrés, lo que plantea la posibilidad de un uso preventivo en situaciones de alto estrés, como en el caso de los soldados, militares o profesionales de ayuda en desastres.

Aunque se requiere seguir investigando, el uso de la ketamina en las etapas iniciales de la depresión resulta vital, ya que podría mitigar el daño permanente y fomentar la recuperación total del paciente. Además, sus efectos secundarios menos problemáticos en comparación con los antidepresivos de la clase de los inhibidores selectivos de la recaptación de serotonina (ISRS) podrían hacer que sea más atractiva para los enfermos.

Por lo tanto, podemos afirmar que el futuro de la ketamina es absolutamente prometedor, e incluso hay médicos que consideran que podría emplearse como una especie de «vacuna» para fortalecer la resistencia en situaciones estresantes. Asimismo, debemos destacar el amplio potencial de la ketamina en el tratamiento de diversos trastornos psiquiátricos y su posible papel en el futuro de la psiquiatría, ya que esta sustancia está surgiendo como un faro de esperanza en el tratamiento de condiciones médicas y psicológicas que anteriormente eran difíciles de tratar. A medida que la investigación continúa avanzando y se acumulan más datos clínicos, es posible que en el futuro desempeñe un papel aún más destacado en el cuidado de la salud mental y física.

Esto es posible porque la ketamina es un agente que opera más allá del enfoque tradicional, centrado en neurotransmisores monoaminérgicos, e influye en múltiples sistemas de neurotransmisores de manera que desencadena un efecto dominó terapéutico. Además, destacan las implicaciones de la ketamina en el crecimiento neuronal y la neurogénesis, en particular en el hipocampo, lo que podría explicar las mejoras observadas en el estado de ánimo y en las funciones cognitivas de los pacientes.

La psicoterapia no ha dejado de evolucionar desde las teorías y prácticas de figuras como Freud, Jung y Erickson hacia enfoques que integran esta rama de la ciencia con sustancias que alteran la conciencia, como la ketamina, que, al reducir la actividad de la red de modo predeterminado (DMN por sus siglas en inglés), ayuda potencialmente a los pacientes a liberarse de la rumiación y a obtener nuevas perspectivas, en sintonía con el objetivo de la psicoterapia junguiana de hacer conscientes los contenidos del inconsciente para promover la curación.

Además, destaca el papel antiinflamatorio de la ketamina, que podría aliviar los síntomas de trastornos mentales relacionados con la inflamación crónica. Así pues, es incluso posible que en un futuro cercano la ketamina sea una respuesta a la resistencia a los tratamientos convencionales, ya que su acción rápida y efectiva no es comparable con otros fármacos que actualmente se están utilizando.

Además, las investigaciones efectuadas hasta la fecha han revelado que la ketamina aumenta el factor neurotrófico derivado del cerebro (BDNF)[80], crucial para la salud neuronal y posiblemente responsable de su eficacia en el tratamiento de la depresión resistente. De hecho, los experimentos indican que no solo mejora los comportamientos asociados con la depresión, sino que también tiene la capacidad de revertir los daños en las dendritas cerebrales causados por el estrés.

De esta manera, todo parece indicar que la integración de la ketamina en la psicoterapia está marcando ya el inicio de una nueva era en el tratamiento de la salud mental. Un hito en la medicina que, junto con enfoques psicoterapéuticos, como la terapia cognitiva conductual y otras prácticas que aborden tanto la mente como el cuerpo, va a revolucionar, sin duda, la atención de la salud mental en los próximos años.

12

CONSEJOS CLAVE PARA SOLICITAR UN TRATAMIENTO CON KETAMINA Y CLÍNICAS ESPECIALIZADAS

Con toda la información sobre la mesa, toca hacer balance y decidir si el tratamiento con ketamina es o no para nosotros. Si hemos decidido que no, no hay por qué agobiarse, pues, como hemos visto en capítulos anteriores, existen numerosos tratamientos para combatir la depresión a nuestro alcance, sobre todo en los países occidentales. Pero ¿y si hemos decidido que sí? En este caso, hay que saber qué pasos hemos de seguir.

El primero ya lo has dado, y consiste precisamente en obtener toda la información disponible sobre la ketamina en lo que a salud se refiere, y no solo. Ya has podido ver que se trata de una sustancia ampliamente probada y segura, y que numerosas investigaciones han demostrado su utilidad en lo que a combatir la depresión se refiere. También has podido informarte sobre los efectos secundarios y los riesgos posibles, que son, no obstante, inherentes a casi cualquier tratamiento médico con fármacos. Sin embargo, debes conocerlos de principio a fin.

Una vez que dispones de todo el mapa sobre el nacimiento y los usos de la ketamina en la salud y has decidido comenzar un tratamiento con esta sustancia para acabar de una vez por todas con tu depresión, debes buscar una clínica de referencia especializada en este fármaco. También has de investigar, con esmero, quién o quiénes son los médicos que lideran el tratamiento.

Tras ello, lo común es que obtengas una cita informativa con el doctor elegido. Una vez en la consulta, podrás verificar si efectivamente has acertado con tu elección y estás en un entorno profesional, fiable y controlado. El equipo médico, en esta primera sesión, te expresará la necesidad de reunir de manera exhaustiva y minuciosa información relativa a tu propia historia clínica, síntomas y experiencias que te han llevado a considerar la opción de la ketamina como una vía de tratamiento viable.

Asimismo, es muy probable que te pregunten qué sabes de esta sustancia y de sus usos en salud mental. Si has llegado hasta esta parte del libro, ya tendrás mucha información acerca del tema, pero también es posible que aún tengas dudas sobre algunos puntos del tratamiento, pues cada clínica sigue unas pautas concretas. Por ello, debes plantear todas las cuestiones que te puedan surgir, como los casos que ya han tratado en la clínica, las vías de administración de la ketamina, las dosis utilizadas, los efectos adversos que han podido observar en pacientes anteriores y el tiempo estimado de duración del tratamiento, por ejemplo.

Si estás afrontando una depresión grave y has probado diversos tratamientos sin éxito, que estés leyendo estas líneas ya es todo un logro, pues, como bien sabes, esta enfermedad puede ocasionar que en ocasiones te sientas incapacitado para hacer cualquier actividad y mucho más para vislumbrar alguna posibilidad de curación. Pero en el fondo siempre has sabido que había una salida, y por ello te estás planteando caminar nuevos senderos. Es una excelente noticia, como sabrás, pero, como también intuirás, los síntomas de la depresión no son lineales, y aunque ahora estés arriba, es posible que el día de la cita con el especialista no te encuentres tan lúcido. Por ello, y porque el apoyo es esencial para superar esta enfermedad como cualquier otra, lo más recomendable es que acudas a la cita informativa con un familiar, amigo o allegado. De este modo, esta persona no solo te brindará un respaldo emocional absolutamente necesario, sino que además te puede ofrecer una perspectiva adicional sobre la situación y tus necesidades. Además, esta persona, que es ajena a todo el proceso, también podrá formular al equipo médico dudas que le puedan surgir, lo que puede ayudarte a tomar la mejor decisión.

En la primera reunión con el especialista, es trascendental abordar todas las alternativas de tratamiento disponibles, reconociendo plenamente que, aunque la ketamina no representa la única opción viable para tratar la depresión, quizá en ese momento sí sea la más recomendable, dado que los tratamientos convencionales para combatirla han demostrado ser ineficaces en tu caso concreto. Es importante recalcar este punto, y es más que probable que en tu primera cita te pregunten por ello, ya que normalmente los pacientes que comienzan un tratamiento con ketamina ya han probado los antidepresivos comunes o terapias psicológicas, sin éxito.

Una vez finalizada la cita, si sigues con dudas te recomiendo que busques una segunda opinión médica. Esta medida te puede brindar una perspectiva adicional y una mayor claridad en relación con las opciones de tratamiento disponibles.

En España, hay varias clínicas que ofrecen tratamientos con ketamina para la depresión. Evidentemente, como autor de este libro, la primera que te recomiendo encarecidamente es la que lidero, la **clínica DeSánchez**, de la que ya te he hablado en la introducción. Evidentemente, me encantaría que pudieras acceder a un tratamiento de ketamina en la sanidad pública, pero de momento no es posible. Esta barrera es la que nos ha impulsado a todo el equipo médico de DeSánchez a formar parte de la revolución médica que ha iniciado la ketamina en el tratamiento de la depresión. Somos conocidos por nuestra profesionalidad, por nuestros resultados y por estar a la vanguardia en lo que a medicina completa se refiere. Nuestro concepto apunta a la salud global. Queremos que la clínica sea una casa a la que acudes para contar que tienes desde una uña encarnada hasta un trastorno de salud mental incapacitante como es la depresión. Y ten clara una cosa: si nosotros no podemos ayudarte, buscaremos a profesionales punteros de todo el país para que resuelvan el problema de la mejor manera posible, como siempre hacemos con nuestros pacientes. En lo que se refiere a terapias con ketamina, comenzaremos con una discusión preliminar detallada y un diagnóstico completo, incluyendo pruebas psicológicas, una analítica y un EEG cuantitativo. Y una vez que todo ha resultado correcto y el equipo médico ha concretado tu aptitud para el tratamiento, empezaremos con él, no sin antes explicarte con detalle todas las fases del proceso y resolver todas las dudas y cuestiones que te puedan surgir.

Evidentemente, a mi equipo médico y a mí nos encantaría que confiaras en nosotros para tu primera cita, pero si no es así, como he mencionado en líneas superiores, no es para nada un problema, ya que, afortunadamente, en España existen más clínicas que llevan a cabo terapias con ketamina, como son Ketaminplus (donde la terapia puede realizarse de forma ambulatoria o en régimen de hospitalización, y generalmente se administran de tres a ocho infusiones de ketamina), NYKET Center Europe (un centro que promete un efecto rápido en el tratamiento), la Clínica Dr. Scheib (ofrecen terapias con ketamina en combinación con procedimientos adicionales, dependiendo de la patología y los resultados de los análisis actuales), la Clínica Synaptica (dirigida por el psiquiatra Joan Obiols) o la Fundación Beckley Med (que ofrece un tratamiento holístico para la depresión, incluyendo terapia con ketamina en combinación con sesiones psicoterapéuticas y mindfulness), entre otras.

Todas las clínicas mencionadas, incluida la que lidero, son fiables y han demostrado ser efectivas en el tratamiento con ketamina. Lo que te aconsejo una vez más es que investigues y conciertes una primera cita con el equipo médico que más confianza te aporte. Y si tras la cita, no quedas convencido o sigues teniendo dudas, no tengas reparo alguno en consultar a otro centro. Lo importante es que antes de iniciar el tratamiento estés completamente seguro. En el capítulo siguiente podrás ver con más detalle las fases del tratamiento estándar de la ketamina para combatir la depresión, con el objetivo de que tengas una visión más clara sobre el proceso.

13

FASES DEL TRATAMIENTO CON KETAMINA PARA LA DEPRESIÓN

Aunque cada clínica lleva a cabo el tratamiento con ketamina de forma diferente, hay ciertas particularidades que suelen cumplir la mayoría en lo que se refiere a este medicamento, que, como ya sabes, ha sido utilizado ampliamente desde los años setenta tanto en humanos como en animales, principalmente como un anestésico. En años recientes, no obstante, se ha reconocido su utilidad en el tratamiento de condiciones relacionadas con el dolor y trastornos psiquiátricos, como la depresión. Aunque aún no se tiene un conocimiento completo de cómo actúa en nuestro cuerpo y mente, se ha demostrado que promueve el rápido crecimiento de conexiones entre las neuronas cerebrales, lo que sugiere su potencial para influir positivamente en funciones cerebrales.

El procedimiento de tratamiento con ketamina únicamente puede realizarse en una clínica especializada como las detalladas en el capítulo anterior, y por tanto implica una visita al consultorio médico, donde se administra una dosis reducida del medicamento. Durante esta sesión, se brindan pautas detalladas para asegurar la absorción efectiva de la medicación. En el caso de la administración sublingual, es importante recordar que no hay que tragar la ketamina y mantenerla bajo la lengua durante tres o cuatro minutos para permitir que sea absorbida adecuadamente. Después de la administración, independientemente de la vía elegida, se suele recomendar permanecer en el consultorio médico durante al menos una hora para minimizar la posibilidad de mareos. El efecto terapéutico de la ketamina generalmente comienza a manifestarse en tan solo cinco minutos, y el medicamento se metaboliza y elimina del sistema del paciente en aproximadamente una hora y media. Tras este período, es aconsejable que regresemos a nuestro hogar, preferiblemente acompañados para garantizar nuestra seguridad.

Una vez administrada la dosis de prueba en la clínica, el médico nos proporcionará instrucciones precisas sobre los pasos a seguir, así como una orientación detallada sobre la dosificación adecuada y el cronograma de administración que habremos pautado al comienzo del tratamiento. Además, se programarán las citas de seguimiento para evaluar la respuesta al tratamiento y hacer, si es preciso, los ajustes necesarios en la dosis y el horario para lograr la mejor respuesta terapéutica posible.

En cuanto a los posibles beneficios del tratamiento con ketamina, es importante tener en cuenta que aproximadamente un 70% de las personas que han participado en ensayos clínicos han informado de una notable mejoría en sus síntomas psiquiátricos. Sin embargo, es crucial recordar también que la respuesta al tratamiento puede variar de un individuo a otro, y no todos los pacientes experimentarán beneficios significativos. Por ello, durante la consulta con nuestro médico, se explorarán alternativas al tratamiento con ketamina, que pueden incluir la consideración de diferentes medicamentos, terapias de psicología y otras opciones, que asimismo pueden combinarse con el tratamiento con ketamina, ya que cada paciente es único y merece una atención personalizada.

En relación con los efectos secundarios asociados con la ketamina, estos pueden comprender somnolencia, sensaciones de irrealidad o distanciamiento y, en dosis elevadas, la posibilidad de experimentar sueños inusuales o alucinaciones. Aunque no se han identificado problemas a largo plazo de manera concluyente, algunos estudios han insinuado posibles efectos en la memoria, el hígado y la vejiga, especialmente en individuos que consumen dosis elevadas de ketamina por razones no médicas. Asimismo, es relevante mencionar que la dependencia o adicción a la ketamina en el contexto de su uso como tratamiento médico es prácticamente inexistente.

Además, es fundamental tener presente que actualmente la ketamina no cuenta con una autorización específica para tratar trastornos psiquiátricos o dolor crónico. No obstante, su uso se ha generalizado debido a su eficacia demostrada en casos individuales. Los pacientes que optan por tomar medicamentos no autorizados lo hacen bajo su propio riesgo, aunque este es generalmente bajo en comparación con los posibles beneficios. La decisión de utilizar el tratamiento con ketamina se toma de manera cuidadosa y colaborativa entre el paciente y el médico, teniendo en cuenta las circunstancias y necesidades de cada individuo.

Por último, es de vital importancia formular cualquier pregunta adicional o inquietud al médico antes de firmar el formulario de consentimiento para el tratamiento con ketamina. Esto garantiza que tanto el paciente como el facultativo están completamente informados y comprometidos en garantizar la seguridad y eficacia del tratamiento.

A pesar de que, como hemos afirmado, cada clínica ofrece un tratamiento diferente, la mayoría cumple un proceso parecido, y conocer sus fases nos ayudará a comprender mejor este tratamiento innovador y nos proporcionará cierta tranquilidad y seguridad. Son las siguientes:

1) PREPARACIÓN Y EVALUACIÓN PREVIA

La fase inicial de este programa es crucial y está enfocada en la preparación y la evaluación exhaustiva antes de que el paciente reciba la ketamina. En esta etapa, se llevan a cabo diversas acciones fundamentales. En primer lugar, se verifica y confirma el diagnóstico del paciente, asegurándose de haber identificado correctamente la afección mental que se pretende tratar con la ketamina. Además, se evalúa si existen opciones terapéuticas alternativas que puedan ser más adecuadas en función de las características y necesidades individuales del paciente.

Una parte esencial de esta fase de preparación implica considerar la compatibilidad de los tratamientos actuales del paciente con la administración de la ketamina. Por ello, se analiza si los medicamentos que el paciente está tomando pueden interactuar de manera adversa con la ketamina o interferir en su efectividad. Además, se examinan minuciosamente las posibles contraindicaciones relativas al uso de la ketamina. Estas contraindicaciones pueden abarcar desde alergias conocidas al medicamento hasta condiciones médicas específicas, como enfermedad cardiovascular inestable, daño hepático severo, enfermedad renal o vesical grave, adicción activa a la ketamina, presencia de enfermedades psicóticas, glaucoma de ángulo cerrado y embarazo.

Asimismo, en esta etapa se pueden efectuar pruebas médicas pertinentes y necesarias, como análisis de orina, evaluación de la función renal y hepática, medición de la presión arterial, cálculo del índice de masa corporal (IMC), electrocardiograma (ECG) y medición analítica de la proteína C-reactiva (CRP). Estas pruebas ayudan a evaluar la salud general del paciente y determinar si existen factores que puedan influir en la seguridad y la eficacia del tratamiento con ketamina.

2) DURANTE EL DÍA DEL TRATAMIENTO

El día del tratamiento con ketamina es un momento crítico en el proceso, y por ello se toman medidas específicas para garantizar la seguridad y la comodidad del paciente durante el procedimiento. Uno de los aspectos clave es la disponibilidad de medicamentos de rescate, como los benzodiazepínicos y los agentes antihipertensivos, que pueden ser necesarios en caso de que el paciente experimente alguna respuesta adversa inesperada a la ketamina.

Además, se documentan las mediciones de la escala visual análoga, que ayudan a cuantificar la intensidad de los síntomas del paciente antes del tratamiento y a evaluar su evolución a lo largo del proceso terapéutico. Para garantizar que el paciente esté plenamente informado sobre la ketamina y su tratamiento, normalmente se le proporcionará un folleto informativo detallado que cubre los aspectos esenciales del procedimiento.

Asimismo, es común que antes de administrar la ketamina se requiera al paciente que firme un formulario de consentimiento informado, lo que garantiza que comprende completamente los beneficios y riesgos asociados con el tratamiento. También se establecen valores basales para la presión arterial y la frecuencia del pulso del paciente antes de que comience la administración de la ketamina.

3) DURANTE EL TRATAMIENTO

Durante la sesión de tratamiento, se realiza un monitoreo constante y meticuloso del paciente. Esto incluye la medición regular de la presión arterial y la frecuencia del pulso para detectar cualquier cambio o respuesta inesperada. Además, se evalúan cuidadosamente posibles efectos secundarios que puedan surgir durante la administración de la ketamina.

Por normal general, el paciente se quedará en observación en la clínica durante aproximadamente una hora después de la administración de la ketamina para garantizar su bienestar y seguridad general. Asimismo, se le brindará atención constante para asegurarse de que se siente cómodo y respaldado en todo momento. Además, se verificará que tenga acceso a un medio de transporte seguro para regresar a su hogar o lugar de residencia una vez completada la sesión de tratamiento.

4) SEGUIMIENTO

La fase de seguimiento es una parte esencial del programa de tratamiento con ketamina y se extiende más allá de la sesión de tratamiento inicial. En este punto, los pacientes continuarán manteniendo contacto con el equipo médico a través de diversos canales de comunicación, como el móvil y el correo electrónico. Esta comunicación constante permite una supervisión efectiva de la evolución y la identificación temprana de cualquier preocupación o necesidad.

Además, es común que el equipo médico aliente a los pacientes a llevar un registro diario de las mediciones en la escala visual análoga, lo que proporciona información valiosa sobre la intensidad de sus síntomas y su progreso a lo largo del tiempo. Este seguimiento cuidadoso permite ajustar el esquema de administración de la ketamina de manera adecuada, según la respuesta del paciente y la aparición, o no, de efectos secundarios. Asimismo, puede ser de crucial utilidad para estudios y tratamientos futuros con ketamina, pues, como hemos podido ir viendo a lo largo de este libro, se trata de una rama de la salud mental en constante investigación.

La información proporcionada nos puede servir como ejemplo de los protocolos estándar empleados en los tratamientos con ketamina para la depresión. Sin embargo, es clave recordar que las prácticas varían de una clínica a otra y que cada paciente tiene necesidades distintas. Por ello, hemos de intentar estar bien informados en todo momento, así como elegir un equipo médico competente y confiable para afrontar con mayor serenidad el proceso terapéutico, especialmente cuando se explora un territorio nuevo.

EL ESTUDIO ESPAÑOL «EFICACIA Y SEGURIDAD DE KETAMINA Y ESKETAMINA EN DEPRESIÓN MAYOR»

Tal y como hemos visto a lo largo de todo el libro, numerosos estudios de renombre han reconocido y probado que la ketamina es eficaz para combatir la depresión resistente, especialmente en pacientes que, tras probar con otros métodos, sobre todo farmacológicos, no han obtenido los resultados esperados.

Sin embargo, y aunque en la actualidad contamos con centenares de investigaciones que han corroborado el potencial de la ketamina en pacientes con depresión, como hemos ido viendo en los capítulos anteriores, la literatura científica al respecto aún tiene mucho camino por delante, ya que se trata de un tratamiento innovador y en continuo desarrollo.

En España, de hecho, apenas hay profesionales de la salud mental que hayan realizado estudios al respecto. Una realidad que, poco a poco, va cambiando. De hecho, ya existe una completa revisión sistemática de investigaciones realizadas sobre el potencial de la ketamina para tratar la depresión resistente. Titulada *Eficacia y seguridad de keta-*

mina y esketamina en depresión mayor[81], y llevada a cabo en el año 2020 por la psicóloga Sara Aparicio Alfaro, en el marco de su Trabajo de fin de grado en la Universidad de Cádiz, esta completa investigación corrobora lo que hemos ido comprobando durante todos los capítulos: que la ketamina es eficaz para combatir la depresión, sobre todo cuando todo lo demás ha fallado. A continuación, exponemos las claves del estudio, así como una interesante entrevista con su autora.

EFICACIA Y SEGURIDAD DE KETAMINA Y ESKETAMINA EN DEPRESIÓN MAYOR

«La depresión mayor es una enfermedad que afecta a más de 300 millones de personas y es la tercera causa de discapacidad en el mundo, convirtiéndose así en un grave problema de salud pública. Además, más de dos tercios de la población que sufre depresión, considera el suicidio. Por tanto, existe la necesidad de buscar una estrategia terapéutica que sea capaz de remitir o mejorar el curso de esta enfermedad, superando las limitaciones que presentan las estrategias antidepresivas actuales. Se aborda, entonces, el interés creciente por un antagonista del receptor NMDA, ketamina, que parece conseguir un efecto antidepresivo rápido y eficaz, y por su enantiómero, S-ketamina», reza la mencionada investigación de la Dra. Aparicio.

«En el presente estudio se lleva a cabo una revisión bibliográfica que analiza y resume, de forma sistemática, la evidencia científica sobre la eficacia y seguridad del uso de ketamina o esketamina como tratamiento para la depresión mayor y su efecto sobre la ideación suicida. De forma más específica, se analiza la eficacia sobre los síntomas depresivos y sobre la cognición suicida, la duración del efecto antidepresivo y reductor de la ideación suicida, y los posibles efectos adversos derivados del tratamiento. Encontramos que este fármaco es eficaz en pacientes con depresión mayor y depresión mayor resistente, reduciendo significativamente tanto la sintomatología depresiva como la ideación suicida con una tasa de respuesta media superior al 50%, y presentando efectos prolongados y efectos adversos leves y transitorios».

En la actualidad, «la disponibilidad de una extensa diversidad de fármacos puede hacer pensar que las personas que sufren depresión tienen a su disposición una solución sencilla para conseguir la remisión parcial o total de la enfermedad. Sin embargo, a pesar de los antidepresivos que tenemos a nuestra disposición, estos presentan limitaciones que dificultan el tratamiento de este trastorno psiquiátrico. Así, la mayoría tardan entre 3-4 semanas en producir efectos terapéuticos significativos (Posternak y Zimmerman, 2005), y, además de este retraso en el inicio de la acción, estos fármacos presentan una eficacia limitada. Los datos obtenidos de ensayos clínicos indican que estos antidepresivos tienen tasas de respuesta y remisión del 60% y el 40%, respectivamente (Thase, Entsuah y Rudolph, 2001). Así, aproximadamente la mitad de las personas con depresión en tratamiento farmacológico requieren de un segundo ensayo, debido a que el tratamiento inicial es ineficaz o mal tolerado (Kaplan y Sadock, 2015)».

Pese a ello, «se estima que entre el 30% y el 40% de los pacientes con depresión, principalmente depresión mayor, no responden de forma satisfactoria al tratamiento con estos antidepresivos (Frank *et al.*, 1991; Ruiz y González, 2009). Como consecuencia de estas limitaciones y falta de eficacia de los fármacos antidepresivos, se habla de depresión resistente al tratamiento o depresión refractaria. En la depresión resistente existe una respuesta inadecuada o insuficiente, a pesar de que se utiliza una adecuada estrategia farmacológica».

«En el año 2000, se publicó por primera vez un ensayo clínico que mostraba los efectos antidepresivos de la ketamina a dosis subanestésicas de 0,5 mg/kg (Berman *et al.*, 2000). A partir de ese estudio, le han seguido otros que parecen indicar unos resultados favorables y prometedores con una alta y rápida eficacia antidepresiva en pacientes con depresión resistente al tratamiento (Molero *et al.*, 2018). Estos resultados lo posicionarían como un nuevo agente terapéutico de gran utilidad para pacientes con depresión mayor, especialmente en los casos de resistencia a los tratamientos actualmente disponibles. Aunque actualmente sigue sin conocerse con exactitud su mecanismo de acción, los estudios dirigen la atención al aumento de la neurotransmisión glutamatérgica, a través de la activación indirecta de los receptores ácido α-amino-3-hidroxi5-metilo-4-isoxazol-propiónico (AMPA). De esta forma, la ketamina bloquearía los receptores NMDA en neuronas GABAérgicas, incrementando la neurotransmisión glutamatérgica. El posterior aumento de glutamato activaría a los receptores AMPA, que mediarían el aumento de los niveles del factor neurotrófico derivado del cerebro (BDNF, por sus siglas en inglés) y la activación de cascadas de señalización intracelular que provoquen la mejora de la plasticidad sináptica y sinaptogénesis (Duman, Aghajanian, Sanacora y Krystal, 2016)».

El contenido del trabajo de la Dra. Alfaro se desarrolla «en torno a la búsqueda de literatura científica y empírica sobre la eficacia de ketamina y esketamina como una terapia farmacológica actualmente indicada para el trastorno de depresión mayor, especialmente interesante en aquellos casos de resistencia al tratamiento. Los fundamentos que justifican la elección de este contenido son, en primer lugar la importancia de la depresión mayor en la sociedad, trastorno que según la OMS afecta a más de 300 millones de personas en el mundo y que presenta una tasa de mortalidad estandarizada para el suicidio de 20,9% en hombres y 27% en mujeres (Lépine y Briley, 2011). En segundo lugar, otro fundamento esencial son las limitaciones que presentan las terapias farmacológicas disponibles en la actualidad, las cuales como se ha indicado con anterioridad, presentan un inicio de la acción retardado y cuya eficacia limitada conlleva que no alcancen la recuperación un importante porcentaje de pacientes que sufren esta patología. Estos aspectos evidencian que nos encontramos ante un problema sanitario de gran envergadura, con un importante coste económico y sobre todo personal, dado el gran sufrimiento de los pacientes y sus familiares, la pérdida de calidad de vida que conlleva junto con un elevado riesgo de autolesión o suicidio (Murray y López, 1996; Moussavi *et al.*, 2007; Hawton *et al.*, 2013). De este modo, se pone de manifiesto la necesidad de descubrir nuevas terapias efectivas alternativas para aquellos pacientes con depresión mayor resistente, entre las que se encuentran ketamina, como fármaco antidepresivo prometedor para esta enfermedad».

Para la realización del estudio, la Dra. Aparicio llevó a cabo una revisión sistemática de la literatura publicada en PubMed, Scopus y Medline, en inglés y entre marzo y junio de 2020, y sus conclusiones son claras: la ketamina es eficaz para combatir la depresión mayor. «Se concluye que el tratamiento con ketamina y esketamina presenta eficacia antidepresiva considerable en pacientes con depresión mayor y depresión mayor resistente, provocando una reducción significativa de la sintomatología depresiva. Este efecto es sostenido a lo largo de varias semanas mediante administración repetida, e incluso con disminución en la frecuencia de la administración, presentando efectos adversos leves y transitorios, como dolor de cabeza, síntomas disociativos y aumento de la presión arterial, entre otros. Por último, se confirma que ketamina y esketamina presentan también eficacia sobre la ideación suicida, siendo capaces de reducirla significativamente hasta niveles mínimos, y manteniendo este efecto antisuicida durante varias semanas. En definitiva, consideramos que el interés por ketamina, que comenzó aproximadamente hace 20 años, y por su enantiómero esketamina, debe seguir y seguirá creciendo, ya que supone una alternativa efectiva y rápida para facilitar el curso de la depresión mayor que padecen una cantidad considerable de personas, y que tan incapacitante resulta».

Para ahondar más en esta completa investigación y conocer más a fondo el uso de la ketamina en el entorno sanitario, hablé con su autora, la psicóloga Sara Aparicio Alfaro, con número de colegiado M-39573:

PREGUNTA. ¿Por qué decidió hacer un Trabajo de fin de grado sobre la ketamina y la depresión? Es muy llamativo, ya que apenas hay información al respecto en nuestro país.
RESPUESTA. Siempre me ha llamado mucho la atención la parte de psicobiología y psicofármacos, por lo que me interesaba realizar una investigación sobre algo relacionado. En un principio, quise hacerlo sobre la esquizofrenia, pero la información actual sobre este tema es aún mucho más escueta. Finalmente, y siguiendo los consejos de mi tutora, la investigadora posdoctoral en el grupo de investigación en Neuropsicofarmacología y Psicobiología de la Universidad de Cádiz, Sonia Torres Sánchez, decidí realizarlo sobre este tema que es de mayor actualidad, especialmente porque la depresión es una afección compleja que afecta a millones de personas.

P. ¿Qué conclusiones obtuvo al finalizar el trabajo?
R. Como conclusión principal, que la ketamina es una sustancia en auge investigativo y una posible pauta de trata-

miento futura para parte de la población afectada por este trastorno, debido a su efecto antidepresivo observado desde la administración de la primera dosis. Sin embargo, y como conclusiones más específicas, hay que tener principal cuidado con la posología y posibles efectos adversos, evaluando los riesgos y beneficios que pudiera tener esta nueva estrategia de tratamiento a largo plazo. No obstante, es absolutamente cierto que no se observan efectos secundarios de gravedad a corto plazo y que incluso el tratamiento con ketamina puede favorecer ciertos aspectos cognitivos. Sin embargo, en mi opinión, los resultados obtenidos se deberían corroborar con un mayor número de estudios clínicos que cuenten con una muestra elevada de pacientes, para así poder hacer generalizables los hallazgos.

P. ¿Le resultó difícil conseguir estudios al respecto?
R. En general, no, puesto que hay bastante información e investigación al respecto. Sin embargo, buscar estudios de forma más concreta que estuvieran relacionados con los objetivos planteados en el trabajo y cumplieran con los criterios de inclusión y exclusión seleccionados fue un poco más complicado.

P. Tras analizar las investigaciones que existen sobre el tratamiento con ketamina para la depresión, ¿qué opinión le merece esta sustancia? ¿Cree que es segura?
R. Con una posología adecuada y a corto plazo, no tiene por qué suponer ningún riesgo para los pacientes. De hecho, disminuye también la ideación suicida, que es bastante frecuente en este trastorno. En mi opinión, la medicación farmacológica para pacientes afectados por una patología mental, no sería la primera línea de tratamiento seleccionada. No obstante, si la gravedad y la incapacidad del trastorno depresivo es muy alta, considero que la ketamina puede

ser una alternativa a los antidepresivos clásicos bastante segura y eficaz, al menos a corto plazo.

P. Como psicóloga en activo, ¿qué opinión le merece el uso de la ketamina para la depresión?

R. Puede arrojar luz a esas personas que intentan diferentes tratamientos sin éxito, e incluso como primera elección de tratamiento farmacológico. Sin embargo, no creo que sea una de las primeras líneas de tratamiento contempladas en el sistema sanitario, por su posible estigmatización y costes derivados, lo cual hace que su efecto pueda disminuir, puesto que cuantos más tratamientos se prueben y fallen en los pacientes, más difícil se hace conseguir beneficios con la ketamina. Por otro lado, a nivel social, un posible riesgo que contemplo es el incremento de su uso como droga recreativa en contextos no clínicos al darle una «publicidad» antidepresiva. Por tanto, creo que sería importante la psicoeducación de la población a nivel general de los riesgos de la ketamina como droga utilizada sin una supervisión y prescripción médica.

P. ¿En qué casos cree que la ketamina está indicada para tratar la depresión?

R. En mi caso, investigué la ketamina como posible línea de tratamiento tanto en la depresión menor como la depresión mayor resistente al tratamiento, resultando efectiva en ambos casos. Sin embargo, la eficacia se veía disminuida si los pacientes presentaban una resistencia alta a los tratamientos. Por otro lado, la ketamina sería un tratamiento eficaz en personas con un trastorno depresivo e ideación suicida graves, en los que la necesidad de medicación es urgente para la regulación del paciente; no contemplándola en trastornos depresivos leves y/o moderados, en los que el tratamiento psicológico sería suficiente.

P. ¿Considera que un amplio porcentaje de españoles podría beneficiarse de este tratamiento si hubiera más información disponible sobre el tema?

R. Sí, debido a la gran parte de la población que por desgracia se encuentra afectada por esta patología a unos niveles altos de gravedad e incapacidad.

P. ¿Qué les diría a todas esas personas que por miedo no se atreven a dar el paso de iniciar un tratamiento con ketamina para combatir la depresión resistente?

R. Es normal que tengan miedo si hay un gran estigma y desconocimiento sobre esta sustancia. Creo que con una buena psicoeducación sobre el tema y mayores ensayos clínicos que avalen los resultados sobre su eficacia y reducidos efectos adversos conseguidos hasta ahora, se podría llegar a la población desde la información y la evidencia científica sobre este tratamiento.

P. ¿Considera que hace falta más investigación para combatir las enfermedades mentales y en especial la depresión?

R. Desde mi punto de vista, creo que no se debería parar nunca de investigar y socavar cualquier información que pudiera ser de ayuda para los y las profesionales de la salud que combatimos dichas patologías. Especialmente, porque siempre hay algo nuevo que se puede saber y que ayude a mejorar el estado actual de los tratamientos tanto farmacológicos como psicológicos para los trastornos mentales. Por otro lado, considero que la investigación a nivel preventivo debería ser la pionera en este ámbito y la que más se debería reforzar, puesto que en el desarrollo de los trastornos mentales influyen muchos factores, por lo que el hecho de poder gestionar gran parte de ellos haría amortiguar el avance de cualquier patología y, concretamente, de la depresión.

**P. ¿Cómo enfocaría usted, como psicóloga, un trata-
miento con un paciente con depresión resistente a la medicación?**

R. Vería qué opciones podemos barajar a nivel farmacológico, incluida la ketamina y esketamina. También me parece importante hacer mucho hincapié en cómo se desarrolla
el contexto de la persona y en la actitud que esta y sus fami-
liares/amigos tienen frente a su patología y a posibles tratamientos. Creo que un trabajo interdisciplinar y coterapéuti-
co siempre es de mayor riqueza para los pacientes que
tienen que combinar tratamiento farmacológico y psicológico para hacer frente a su trastorno.

**P. ¿Qué deberían saber los familiares de una persona
con depresión sobre este tratamiento? ¿Qué les diría usted si le preguntaran directamente?**

R. En mi opinión, exactamente lo mismo que nosotros, los
profesionales, y también lo mismo que los propios pacientes. Es muy importante que todas las personas, tengan depresión o no, conozcan la eficacia y seguridad de la ketamina y esketamina. Así, se reducen los prejuicios que pueda
haber respecto a esta sustancia y se favorece la predisposición a saber y conocer más sobre ella, incluso llevarlos a
contemplarla como una posible línea terapéutica. Les habla-
ría de las ventajas y consecuencias que puede tener, del
efecto que se observa en pacientes con la misma patología y
en posibles efectos adversos.

**P. Y, por último, ¿considera que el tratamiento con ke-
tamina para la depresión debería estar financiado por el
sistema sanitario público español?**

R. En general, creo que cualquier tratamiento para la salud
(tanto física como mental) debería estar regulado por la sanidad pública. Es algo de lo que depende el bienestar de los

españoles y las españolas, por lo que me parece de una elevada importancia. El tratamiento con ketamina debería estar dentro de la financiación pública, puesto que contribuye a disminuir y combatir el sufrimiento e incapacidad de los y las pacientes que sufren depresión.

❖ BIBLIOGRAFÍA ❖

Abbar, M. *et al.* (2022). Ketamine for the acute treatment of severe suicidal ideation: double blind, randomised placebo controlled trial. *BMJ*, 376. https://doi.org/10.1136/bmj-2021-067194

Acevedo-Díaz *et al.* (2020). Comprehensive Assessment of Side Effects Associated with a Single Dose of Ketamine in Treatment-Resistant Depression. *J Affect Disord*, 263, 568-575. doi: 10.1016/j.jad.2019.11.028

American Psychiatric Association (2013). Manual diagnóstico y estadístico de trastornos mentales (DSM-5), quinta edición. Asociación Estadounidense de Psiquiatría. ¿Qué es la depresión? Recuperado en 2023 de https://www.psychiatry.org/patients-families/depression/what-is-depression

Aparicio Alfaro, Sara (2020). *Eficacia y seguridad de ketamina y esketamina en depresión mayor*. Trabajo de fin de grado de Psicología en la Universidad de Cádiz. Recuperado de http://hdl.handle.net/10498/23647

Bandeira, I. D. *et al.* (2022). Ketamine in the Treatment of Obsessive-Compulsive Disorder: A Systematic Review. *Harvard Review of Psychiatry*, 30(2), 135-145. https://doi.org/10.1097/HRP.0000000000000330

Banov, M. D., Young, J. R., Dunn, T. y Szabo, S. T. (2020). Efficacy and safety of ketamine in the management of anxiety and anxiety spectrum disorders: A review of the

literature. *CNS Spectrums*, 25(3), 331-342. https://doi.
org/10.1017/S1092852919001238

Barouh, J. L. *et al*. 2018. Ketamina en el tratamiento del trastorno obsesivo-compulsivo: una revisión sistemática. PubMed. https://www.ncbi.nlm.nih.gov/pmc/articles/PMC5729569/

Berman, R. M. *et al*. (2000). Antidepressant effects of ketamine in depressed patients. *Biological Psychiatry*, 47(4), 351-354. https://doi.org/10.1016/s0006-3223(99)00230-9

Berner, J. E. (2007). Intranasal Ketamine for Intermittent Explosive Disorder: A Case Report. *Journal of Clinical Psychiatry*, 68(8), 1305.

Ceban, F. *et al*. (2021). Prevention and Management of Common Adverse Effects of Ketamine and Esketamine in Patients with Mood Disorders. *CNS Drugs*. https://pubmed.ncbi.nlm.nih.gov/34363603/

Cichon, J. *et al*. (2023). Ketamine triggers a switch in excitatory neuronal activity across neocortex. *Nat Neurosci*, 26, 39-52. https://doi.org/10.1038/s41593-022-01203-5.

Correll, G. E. y Futter, G. E. (2006). Two case studies of patients with major depressive disorder given low-dose (subanesthetic) ketamine infusions. *Pain Medicine*, 7(1), 92-95. https://doi.org/10.1111/j.1526-4637.2006.00101.x

Dakwar, E. *et al*. (2019). A Single Ketamine Infusion Combined With Mindfulness-Based Behavioral Modification to Treat Cocaine Dependence: A Randomized Clinical Trial. *American Journal of Psychiatry*. https://ajp.psychiatryon line.org/doi/10.1176/appi.ajp.2019.18101123

Dow, M. y Levy, R. (2023). *The Ketamine Breakthrough: How to Find Freedom from Depression, Lift Anxiety, and Open Up to a New World of Possibilities*. Hay House Inc.

Eroğlu, A., Tuncalı, B. y Ekin, R. G. (1972). The utility of intravenous ketamine for the management of intraoperative penile erection: a retrospective single-center analysis of endourological surgeries over a 4-year. *BMC Urology*. https://jamanetwork.com/journals/jama/article-abstract/343454

Ezquerra-Romano, I. I., Lawn, W., Krupitsky, E. y Morgan, C. J. A. (2018). Ketamine for the treatment of addiction: Evidence and potential mechanisms. PubMed. https://pubmed.ncbi.nlm.nih.gov/29339294/

Fineberg, S. K. *et al.* (2023). A pilot randomized controlled trial of ketamine in Borderline Personality Disorder. PubMed. https://pubmed.ncbi.nlm.nih.gov/36804489/

Gao, Z. *et al.* (2023). Repurposing ketamine to treat cocaine use disorder: integration of artificial intelligence-based prediction, expert evaluation, clinical corroboration and mechanism of action analyses. PubMed. https://pubmed.ncbi.nlm.nih.gov/36792381/

Glue, P., Gulati, A., Le Nedelec, M. y Duffull, S. (2011). Dose- and exposure-response to ketamine in depression. *Biological Psychiatry*, 70(4), e9-e10. https://doi.org/10.1016/j.biopsych.2010.11.031

Goddard, K., Sampson, C., Bedy, S.-M., Ghadban, R. y Stilley, J. (2021). Effect of Ketamine on Cardiovascular Function During Procedural Sedation of Adults. *Cureus*, 13(3), e14228. https://doi.org/10.7759/cureus.14228

Grunebaum, M. F. *et al.* (2018). Ketamine for Rapid Reduction of Suicidal Thoughts in Major Depression: A Midazolam-Controlled Randomized Clinical Trial. *American Journal of Psychiatry*, 175(4), 327-335. https://doi.org/10.1176/appi.ajp.2017.17060647

Harihar, C., Dasari, P. y Srinivas, J. S. (2013). Intramuscular ketamine in acute depression: A report on two cases. *Indian Journal of Psychiatry*, 55(2), 186-188. https://doi.org/10.4103/0019-5545.111461

Hensley, S. (2013). Can Ketamine Keep Depression At Bay? Shots. Recuperado en 2023 de http://www.npr.org/blogs/health/2013/06/06/189227349/can-ketamine-keep-depression-at-bay?ft=1&f=1128&sc=tw

Holmes, S. E. *et al.* (2023). Ketamine for the Treatment of Depression in Parkinson's Disease. *Yale Medicine*. Recuperado en 2023 de: https://www.yalemedicine.org/clinical-trials/ketamine-for-depression-in-parkinsons

Hyde, S. J. (2015). *Ketamine for Depression*. Xlibris AU.

— Sublingual Ketamine for Treatment-Resistant Depression: A Case Series. Recuperado en 2023 de https://ketamineprodotme.files.wordpress.com/2017/05/adelaide-poster-5.pdf

Irwin, S. A. y Iglewicz, A. (2010). Oral ketamine for the rapid treatment of depression and anxiety in patients receiving hospice care. *Journal of Palliative Medicine*, 13(7), 903-908. https://doi.org/10.1089/jpm.2010.9808

Irwin, S. A. *et al.* (2013). Daily Oral Ketamine for the Treatment of Depression and Anxiety in Patients Receiving Hospice Care: A 28-Day Open-Label Proof-of-Concept Trial. *Journal of Palliative Medicine*, 16(8), 958-965. https://doi.org/10.1089/jpm.2012.0617

Jaitly, V. K. (2019). Esketamine for Treatment Resistant Depression. *BMJ*, 366, l5572. https://doi.org/10.1136/bmj.l5572

Jones, J. L., Mateus, C. F., Malcolm, R. J., Brady, K. T. y Back, S. E. (2018). Efficacy of Ketamine in the Treatment of Substance Use Disorders: A Systematic Review. *Frontiers in Psychiatry*, 9, 277. https://doi.org/10.3389/fpsyt.2018.00277

Katalinic, K., Lai, R., Somogyi, A., Mitchell, P., Glue, P. y Loo, C. (2013). Ketamine as a new treatment for depression: a review of its efficacy and adverse effects. *Australian and New Zealand Journal of Psychiatry*, 47(8),

710-727. Publicación electrónica. doi: 10.1177/000 4867413486846

Katz, D. M., Menniti, F. S. y Mather, R. J. (2016). N-Methyl-D-Aspartate Receptors, Ketamine, and Rett Syndrome: Something Special on the Path to Treatments? *Biological Psychiatry*, 79(9), 710-712. https://www.ncbi.nlm.nih.gov/pmc/articles/PMC4924879/

Keeler, J. L., Treasure, J., Juruena, M. F., Kan, C. y Himmerich, H. (2021). Ketamine as a Treatment for Anorexia Nervosa: A Narrative Review. *Nutrients*, https://doi.org/10.3390/nu13114158

Keilp, J. G. *et al.* (2021). Effects of Ketamine Versus Midazolam on Neurocognition at 24 Hours in Depressed Patients With Suicidal Ideation. *Journal of Clinical Psychiatry*. https://www.psychiatrist.com/jcp/ketamine-neurocognition-patients-with-suicidal-ideation/

Kessler, R. C. *et al.* (2005). Prevalencia a lo largo de la vida y distribuciones por edad de inicio de los trastornos del DSM-IV en la replicación de la encuesta nacional de comorbilidad. *Arch Gen Psychiatry*, 62(6), 593-602. Recuperado de http://archpsyc.jamanetwork.com/article.aspx?articleid=208678

Kudoh, A., Takahira, Y., Katagai, H. y Takazawa, T. (2002). Small-dose ketamine improves the postoperative state of depressed patients. *Anesthesia & Analgesia*, 95(1), 114-118. https://doi.org/10.1097/00000539-200207000-00020

Lapidus, K. A. *et al.* (2014). A randomized controlled trial of intranasal ketamine in major depressive disorder. *Biological Psychiatry*, 76(12), 970-976. https://doi.org/10.1016/j.biopsych.2014.03.026

Lara, D. R., Bisol, L. W. y Munari, L. R. (2013). Antidepressant, mood stabilizing and procognitive effects of very low dose sublingual ketamine in refractory unipolar and bipolar depression. *International Journal of Neuropsychopharmacology*, 16(9), 2111-2117. https://doi.org/10.1017/S1461145713000485

Liriano, F., Hatten, C. y Schwartz, T. L. (2019). Ketamine as a treatment for post-traumatic stress disorder: a review. PubMed. https://www.ncbi.nlm.nih.gov/pmc/articles/PMC6457782/

Mandal, S., Sinha, V. K. y Goyal, N. (2019). Efficacy of Ketamine Therapy in the Treatment of Depression. *Indian Journal of Psychiatry*, 61(5), 480-485. https://doi.org/10.4103/psychiatry.IndianJPsychiatry_484_18

Marguilho, M., Figueiredo, I. y Castro-Rodrigues, P. (2023). A Unified Model of Ketamine's Dissociative and Psychedelic Properties. *Journal of Psychopharmacology*, 37(1), 14-32. https://doi.org/10.1177/02698811221140011

McNulty, J. P. y Hahn, K. (2012). Compounded oral ketamine. *International Journal of Pharmaceutical Compounding*, 16(5), 364-368.

Ministerio de Sanidad, Consumo y Bienestar Social - Gobierno de España (2021). Ketamina. Recuperado en 2023 de https://pnsd.sanidad.gob.es/ciudadanos/informacion/sustanciasPsicoactivas/otrasDrogas/ketamina.htm

Morgan, C. J. A., Muetzelfeldt, L. y Curran, H. V. (2009). Ketamine Use, Cognition and Psychological Wellbeing: A Comparison of Frequent, Infrequent and Ex-Users with Polydrug and Non-Using Controls. *Addiction*, 104(1), 77-87. https://doi.org/10.1111/j.1360-0443.2008.02394.x

Murrough, J. W. *et al.* (2012). Rapid and Longer-Term Antidepressant Effects of Repeated Ketamine Infusions in Treatment-Resistant Major Depression. *Biological Psychiatry*. Publicado en línea el 27 de julio de 2012. https://doi.org/10.1016/j.biopsych.2012.06.022

Nguyen, T. M. L., Defaix, C., David-Méndez, I. y Tritschler, L. Intranasal (R, S)-ketamine delivery induces sustained antidepressant effects associated with changes in cortical balance of excitatory/inhibitory synaptic activity. *Neuropharmacology*, 225(Suppl. 1), 109357. https://doi.org/10.1016/j.neuropharm.2022.109357

Nikayin, S., Murphy, E., Krystal, J. H. y Wilkinson, S. T. (2022). Long-term safety of ketamine and esketamine in treatment of depression. PMID: 35416105. https://www.tandfonline.com/doi/full/10.1080/14740338.2022.2066651

Núñez, N. A. *et al.* (2020). An Update on the Efficacy and Tolerability of Oral Ketamine for Major Depression: A Systematic Review and Meta-Analysis. *Psychopharmacology Bulletin*, 50(4), 137-163. https://www.ncbi.nlm.nih.gov/pmc/articles/PMC7511150/

Ostroff, R., Gonzales, M. y Sanacora, G. (2005). Antidepressant Effect of Ketamine During ECT. *American Journal of Psychiatry*, 162(7), 1385. https://doi.org/10.1176/appi.ajp.162.7.1385

Özgen, M. H. y van den Brink, W. (2021). Ketamine als zelfmedicatie bij patiënt met autismespectrumstoornis en therapieresistente depressie [Ketamine self-medication in a patient with autism spectrum disorder and comorbid treatment-resistant depression]. *Tijdschrift voor psychiatrie*, 63(12), 890-894. https://pubmed.ncbi.nlm.nih.gov/34978061/

Papolos, D. F., Teicher, M. H., Faedda, G. L., Murphy, P. y Mattis, S. (2013). Clinical experience using intranasal ketamine in the treatment of pediatric bipolar disorder/fear of harm phenotype. *Journal of Affective Disorders*, 147(1-3), 431-436. https://doi.org/10.1016/j.jad.2012.08.040

Paslakis, G., Gilles, M., Meyer-Lindenberg, A. y Deuschle, M. (2010). Oral administration of the NMDA receptor antagonist S-ketamine as add-on therapy of depression: a case series. *Pharmacopsychiatry*, 43, 33-35. doi: 10.1055/s-0029-1237375 https://pubmed.ncbi.nlm.nih.gov/20013614/

Phillips, J. *et al.* (2020). Single and repeated ketamine infusions for reduction of suicidal ideation in treatment-resistant depression. *Neuropsychopharmacology*, 45(4), 606-612. https://doi.org/10.1038/s41386-019-0570-x

Ragnhildstveit, A. *et al.* (2022). Ketamine as a Novel Psychopharmacotherapy for Eating Disorders: Evidence and Future Directions. PubMed. https://www.ncbi.nlm.nih.gov/pmc/articles/PMC8963252/

Ring, K., Metzner, R. y Wolfson, P. E. (2014). Ethnographic Accounts of Ketamine Explorations in Psychedelic Culture. *International Journal of Transpersonal Studies*, 33(2), 175. doi: 10.24972/ijts.2014.33.2.175

Sanacora, G. *et al.* (2017). A Consensus Statement on the Use of Ketamine in the Treatment of Mood Disorders. *American Psychiatric Association (APA) Council of Research Task Force on Novel Biomarkers and Treatments*. https://pubmed.ncbi.nlm.nih.gov/28249076/, https://doi.org/10.1001/jamapsychiatry.2017.0080

Schwenk, E. S. *et al.* (2022). Ketamine for Refractory Chronic Migraine: an Observational Pilot Study and Metabolite Analysis. PubMed. https://www.ncbi.nlm.nih.gov/pmc/articles/PMC8769496/

Sepulveda Ramos, C. *et al.* (2022). The Therapeutic Effects of Ketamine in Mental Health Disorders: A Narrative Review. *Cureus*, 14(3), e23647. https://doi.org/10.7759/cureus.23647

Serafini, G., Howland, R. H., Rovedi, F., Girardi, P. y Amore, M. (2014). The Role of Ketamine in Treatment-Resistant Depression: A Systematic Review. Current *Neu-*

ropharmacology, 12(5), 444-461. https://doi.org/10.217
4/1570159X12666140619204251

Shiroma, P. R., Thuras, P., Wels, J. *et al.* (2020). A randomized, double-blind, active placebo-controlled study of
efficacy, safety, and durability of repeated vs single subanesthetic ketamine for treatment-resistant depression.
Transl Psychiatry, 10, 206. https://doi.org/10.1038/
s41398-020-00897-0

Slikker Jr., W. *et al.* (2007). Ketamine-Induced Neuronal
Cell Death in the Perinatal Rhesus Monkey. *Toxicological Sciences*, 98(1), 145-158. https://doi.org/10.1093/
toxsci/kfm084

Sun, L. *et al.* (2014). Chronic Ketamine Exposure Induces
Permanent Impairment of Brain Functions in Adolescent Cynomolgus Monkeys. *Addiction Biology*, 19(2),
185-194. https://doi.org/10.1111/adb.12004

Taylor, J. H. *et al.* (2018). Ketamine for Social Anxiety Disorder: A Randomized, Placebo-Controlled Crossover
Trial. *Neuropsychopharmacology*, 43(2), 325-333.
https://doi.org/10.1038/npp.2017.194

Tully, J. L., Dahlén, A. D., Haggarty, C. J., Schiöth, H. B. y
Brooks, S. (2022). Ketamine Treatment for Refractory
Anxiety: A Systematic Review. Publicado el 4 de mayo
de 2022. https://doi.org/10.1111/bcp.15374

Veraart, J. K. E., Smith-Apeldoorn, S. Y., Spijker, J., Kam-
phuis, J. y Schoevers, R. A. (2021). Ketamine Treatment for Depression in Patients With a History of Psychosis or Current Psychotic Symptoms: A Systematic
Review. PubMed. https://pubmed.ncbi.nlm.nih.gov/
34255943/

Walsh, Z. *et al.* (2022). Ketamine for the Treatment of Mental Health and Substance Use Disorders: Comprehensive Systematic Review. *BJPsych Open*, 8(1), e19. https://
doi.org/10.1192/bjo.2021.1061

Wilkinson, S. T. *et al.* (2017). The Effect of a Single Dose of Intravenous Ketamine on Suicidal Ideation: A Systematic Review and Individual Participant Data Meta-Analysis. *American Journal of Psychiatry*. Publicado en línea el 3 de octubre de 2017. https://doi.org/10.1176/appi.ajp.2017.17040472

Wilkinson, S. T., Toprak, M., Turner, M. S. y Levine, S. (2017). A Survey of the Clinical, Off-Label Use of Ketamine as a Treatment for Psychiatric Disorders. *American Journal of Psychiatry*, 174(7), 695-696. https://doi.org/10.1176/appi.ajp.2017.17020239.

Witt, K. *et al.* (2019). Ketamina para la ideación suicida en adultos con trastornos psiquiátricos: una revisión sistemática y metaanálisis de ensayos de tratamiento. PubMed. https://pubmed.ncbi.nlm.nih.gov/31729893/

Woelfer, M. *et al.* (2020). Ketamine-induced changes in plasma brain-derived neurotrophic factor (BDNF) levels are associated with the resting-state functional connectivity of the prefrontal cortex. *The World Journal of Biological Psychiatry*, 21(9), 696-710. https://doi.org/10.1080/15622975.2019.1679391

Zortea, T. C., Leite, J., Teixeira, A. L., Moreno, R. A. y Carvalho, A. F. (2022). Ketamine for the acute treatment of severe suicidal ideation: double-blind, randomized placebo-controlled trial. *BMJ*, 376, e067194. doi: https://doi.org/10.1136/bmj-2021-067194

Zou, J. y Tan, S. (2016). Emerging trends in the abuse of ketamine and its side effects on health: toxicology and addiction potential. *Adv. Clin. Toxicol*, 1(1). https://medwinpublishers.com/ACT/ACT16000106.pdf

❖ NOTAS ❖

1. La depresión, *Organización Mundial de la Salud*. https://www. who.int/es/health-topics/la-d%C3%A9pression#tab=tab_1

2. Depression, *National Institute of Mental Health.* https:// www.nimh.nih.gov/health/topics/depression

3. Sobre la terapia electroconvulsiva (TEC), *Sociedad Española de Psiquiatría y Salud Mental (SEPSM).* https://sepsm.org/ sobre-la-terapia-electroconvulsiva-tec/

4. Sanacora, G. *et al.* (2017). *A Consensus Statement on the Use of Ketamine in the Treatment of Mood Disorders.* American Psychiatric Association (APA) Council of Research Task Force on Novel Biomarkers and Treatments. https://pubmed. ncbi.nlm.nih.gov/28249076/

5. Abbar, M. *et al.*(2022). Ketamine for the acute treatment of severe suicidal ideation: double blind, randomised placebo controlled trial. *BMJ*, 376. https://doi.org/10.1136/bmj-2021-067194

6. Cichon, J., Wasilczuk, A. Z., Looger, L. L. *et al.* (2023). Ketamine triggers a switch in excitatory neuronal activity across neocortex. *Nat Neurosci* 26, 39-52. https://doi.org/10.1038/ s41593-022-01203-5

7. Berman, R. M., Cappiello, A., Anand, A., Oren, D. A., Heninger, G. R., Charney, D. S. y Krystal, J. H. (2000). Antidepressant effects of ketamine in depressed patients. *Biological Psychiatry*, 47(4), 351-354. https://doi.org/10.1016/s0006-3223(99)00230-9

8. Kudoh, A., Takahira, Y., Katagai, H. y Takazawa, T. (2002). Small-dose ketamine improves the postoperative state of de-

pressed patients. *Anesthesia & Analgesia*, 95(1), 114-118. https://doi.org/10.1097/00000539-200207000-00020

9. Ostroff, R., Gonzales, M. y Sanacora, G. (2005). Antidepressant Effect of Ketamine During ECT. *American Journal of Psychiatry*, 162(7), 1385. https://doi.org/10.1176/appi.ajp.162.7.1385

10. Correll, G. E. y Futter, G. E. (2006). Two case studies of patients with major depressive disorder given low-dose (subanesthetic) ketamine infusions. *Pain Medicine*, 7(1), 92-95. https://doi.org/10.1111/j.1526-4637.2006.00101.x

11. Zarate Jr., C. A. *et al.* (2006). A randomized trial of an N-methyl-D-aspartate antagonist in treatment-resistant major depression. *Archives of General Psychiatry*, 63(8), 856-864. https://doi.org/10.1001/archpsyc.63.8.856

12. Hyde, S. J. (2015). *Ketamine for Depression.* Xlibris AU.

13. Paslakis, G., Gilles, M., Meyer-Lindenberg, A. and Deuschle, M. (2010). Oral administration of the NMDA receptor antagonist S-ketamine as add-on therapy of depression: a case series. Pharmacopsychiatry, 43, 33-35. doi: 10.1055/s-0029-1237375 https://pubmed.ncbi.nlm.nih.gov/20013614/

14. Irwin, S. A., & Iglewicz, A. (2010). Oral ketamine for the rapid treatment of depression and anxiety in patients receiving hospice care. *Journal of Palliative Medicine, 13*(7), 903-908. https://doi.org/10.1089/jpm.2010.9808

15. Irwin, S. A., Iglewicz, A., Nelesen, R. A., Lo, J. Y., Carr, C. H., Romero, S. D., & Lloyd, L. S. (2013). Daily Oral Ketamine for the Treatment of Depression and Anxiety in Patients Receiving Hospice Care: A 28-Day Open-Label Proof-of-Concept Trial. *Journal of Palliative Medicine, 16*(8), 958-965. https://doi.org/10.1089/jpm.2012.0617

16. Irwin, S. A., Iglewicz, A., Nelesen, R. A., Lo, J. Y., Carr, C. H., Romero, S. D., & Lloyd, L. S. (2013). Daily Oral Ketamine for the Treatment of Depression and Anxiety in Patients Receiving Hospice Care: A 28-Day Open-Label Proof-of-

Concept Trial. *Journal of Palliative Medicine, 16*(8). https://doi.org/10.1089/jpm.2012.0617

17. Schoevers, R. A., Chaves, T. V., Balukova, S. M., aan het Rot, M. y Kortekaas, R. (2016). Oral ketamine for the treatment of pain and treatment-resistant depression. *The British Journal of Psychiatry*, 208(2), 108-113. https://pubmed.ncbi.nlm.nih.gov/26834167/

18. Lara, D. R., Bisol, L. W. y Munari, L. R. (2013). Antidepressant, mood stabilizing and procognitive effects of very low dose sublingual ketamine in refractory unipolar and bipolar depression. *International Journal of Neuropsychopharmacology*, 16(9), 2111-2117. https://doi.org/10.1017/S1461145713000485

19. Hyde, S. J. Sublingual Ketamine for Treatment-Resistant Depression: A Case Series. Recuperado de https://ketamineprodotme.files.wordpress.com/2017/05/adelaide-poster-5.pdf

20. Nguyen, T. M. L., Defaix, C., David-Mendez, I. y Tritschler, L. Intranasal (R, S)-ketamine delivery induces sustained antidepressant effects associated with changes in cortical balance of excitatory/inhibitory synaptic activity. *Neuropharmacology*, 225(Suppl. 1), 109357. https://doi.org/10.1016/j.neuropharm.2022.109357

21. Jaitly, V. K. (2019). Esketamine for Treatment Resistant Depression. *BMJ*, 366, l5572. https://doi.org/10.1136/bmj.l5572. Publicado el 23 de septiembre de 2019.

22. Papolos, D. F., Teicher, M. H., Faedda, G. L., Murphy, P. y Mattis, S. (2013). Clinical experience using intranasal ketamine in the treatment of pediatric bipolar disorder/fear of harm phenotype. *Journal of Affective Disorders*, 147(1-3), 431-436. https://doi.org/10.1016/j.jad.2012.08.040

23. Lapidus, K. A. *et al.* (2014). A randomized controlled trial of intranasal ketamine in major depressive disorder. *Biological Psychiatry*, 76(12), 970-976. https://doi.org/10.1016/j.biopsych.2014.03.026

24. McNulty, J. P. y Hahn, K. (2012). Compounded oral ketamine. *International Journal of Pharmaceutical Compounding*, 16(5), 364-368.
25. Katalinic, K., Lai, R., Somogyi, A., Mitchell, P., Glue, P. y Loo, C. (2013). Ketamine as a new treatment for depression: a review of its efficacy and adverse effects. *Australian and New Zealand Journal of Psychiatry*, 47(8), 710-727.
26. Zanicotti, C. G. y Pérez, D. (2012). Mood and Pain Responses to Repeat Dose Intramuscular Ketamine in a Depressed Patient with Advanced Cancer. *Journal of Palliative Medicine*, 15(4), 400-403. https://doi.org/10.1089/jpm.2011.0314
27. Glue, P., Gulati, A., Le Nedelec, M. y Duffull, S. (2011). Dose- and exposure-response to ketamine in depression. *Biological Psychiatry*, 70(4), e9-e10; author reply e11-12. https://doi.org/10.1016/j.biopsych.2010.11.031
28. Serafini, G., Howland, R. H., Rovedi, F., Girardi, P. y Amore, M. (2014). The Role of Ketamine in Treatment-Resistant Depression: A Systematic Review. *Current Neuropharmacology*, 12(5), 444-461. https://doi.org/10.2174/1570159X12666140619204251
29. Harihar, C., Dasari, P. y Srinivas, J. S. (2013). Intramuscular ketamine in acute depression: A report on two cases. *Indian Journal of Psychiatry*, 55(2), 186-188. https://doi.org/10.4103/0019-5545.111461
30. Mills, I. H., Park, G. R., Manara, A. R. y Merriman, R. J. (1998). Treatment of compulsive behaviour in eating disorders with intermittent ketamine infusions. *QJM: An International Journal of Medicine*, 91(7), 493-503. https://doi.org/10.1093/qjmed/91.7.493
31. Correll, G. E. y Futter, G. E. (2006). Two case studies of patients with major depressive disorder given low-dose (subanesthetic) ketamine infusions. *Pain Medicine (Malden, Mass.)*, 7(1), 92-95. https://doi.org/10.1111/j.1526-4637.2006.00101.x
32. Acevedo-Díaz, E. E., Cavanaugh, G. W., Greenstein, D., Kraus, C., Kadriu, B., Zarate, Jr., C.A. y Park, L.T. (2020).

Comprehensive Assessment of Side Effects Associated with a Single Dose of Ketamine in Treatment-Resistant Depression. *J Affect Disord*, 263, 568-575. doi: 10.1016/j.jad.2019.11.028

33. Ceban, F. *et al.* (2021). Prevention and Management of Common Adverse Effects of Ketamine and Esketamine in Patients with Mood Disorders. *CNS Drugs*. PMID: 34363603. DOI: 10.1007/s40263-021-00846-5

34. Nikayin, S., Murphy, E., Krystal, J. H. y Wilkinson, S. T. (2022). Long-term safety of ketamine and esketamine in treatment of depression. PMID: 35416105. https://www.tandfonline.com/doi/full/10.1080/14740338.2022.2066651

35. Sepúlveda Ramos, C. *et al.* (2022). The Therapeutic Effects of Ketamine in Mental Health Disorders: A Narrative Review. *Cureus*, 14(3), e23647. https://doi.org/10.7759/cureus.23647

36. Goddard, K., Sampson, C., Bedy, S.-M., Ghadban, R. y Stilley, J. (2021). Effect of Ketamine on Cardiovascular Function During Procedural Sedation of Adults. *Cureus*, 13(3), e14228. https://doi.org/10.7759/cureus.14228

37. Marguilho, M., Figueiredo, I. y Castro-Rodrigues, P. (2023). A Unified Model of Ketamine's Dissociative and Psychedelic Properties. *Journal of Psychopharmacology*, 37(1), 14-32. https://doi.org/10.1177/02698811221140011

38. Mandal, S., Sinha, V. K. y Goyal, N. (2019). Efficacy of Ketamine Therapy in the Treatment of Depression. *Indian Journal of Psychiatry*, 61(5), 480-485. https://doi.org/10.4103/psychiatry.IndianJPsychiatry_484_18

39. Slikker Jr. *et al.* (2007). Ketamine-Induced Neuronal Cell Death in the Perinatal Rhesus Monkey. *Toxicological Sciences*, 98(1), 145-58. https://doi.org/10.1093/toxsci/kfm084

40. Sun, L. *et al.* (2014). Chronic Ketamine Exposure Induces Permanent Impairment of Brain Functions in Adolescent Cynomolgus Monkeys. *Addiction Biology*, 19(2), 185-194. https://doi.org/10.1111/adb.12004

41. Morgan, C. J. A., Muetzelfeldt, L. y Curran, H. V. (2009). Ketamine Use, Cognition and Psychological Wellbeing: A Comparison of Frequent, Infrequent and Ex-Users with Poly-drug and Non-Using Controls. *Addiction*, 104(1), 77-87. https://doi.org/10.1111/j.1360-0443.2008.02394.x

42. Zou, J. y Tan, S. (2016). Emerging trends in the abuse of ketamine and its side effects on health: toxicology and addiction potential. *Adv. Clin. Toxicol*, 1(1). https://medwinpublishers.com/ACT/ACT16000106.pdf

43. Walsh, Z. *et al*. (2022). Ketamine for the Treatment of Mental Health and Substance Use Disorders: Comprehensive Systematic Review. *BJPsych Open*, 8(1), e19. https://doi.org/10.1192/bjo.2021.1061

44. Ministerio de Sanidad, Consumo y Bienestar Social - Gobierno de España (2021). Ketamina. Recuperado en 2023 de https://pnsd.sanidad.gob.es/ciudadanos/informacion/sustanciasPsicoactivas/otrasDrogas/ketamina.htm

45. Nuñez, N. A *et al*. (2020). An Update on the Efficacy and Tolerability of Oral Ketamine for Major Depression: A Systematic Review and Meta-Analysis. *Psychopharmacology Bulletin*, 50(4), 137-163. https://www.ncbi.nlm.nih.gov/pmc/articles/PMC7511150/

46. Murrough, J. W. *et al*. (2012). Rapid and Longer-Term Antidepressant Effects of Repeated Ketamine Infusions in Treatment-Resistant Major Depression. *Biological Psychiatry*. Publicado en línea el 27 de julio de 2012. https://doi.org/10.1016/j.biopsych.2012.06.022

47. Hochschild, A., Grunebaum, M. F. y Mann, J. J. (Fecha de publicación no especificada). The Rapid Anti-Suicidal Ideation Effect of Ketamine: A Systematic Review. Recuperado de https://doi.org/10.1016/j.ypmed.2021.106524

48. Kryst, J., Kawalec, P., Mitoraj, A. M., Pilc, A., Lasoń, W. y Brzostek, T. (2020). Efficacy of Single and Repeated Administration of Ketamine in Unipolar and Bipolar Depression: A Meta-Analysis of Randomized Clinical Trials. *Pharmaco-*

logical Reports, 72(3), 543-562. Publicado en línea el 16 de abril de 2020. https://doi.org/10.1007/s43440-020-00097-z

49. Shiroma, P. R., Thuras, P., Wels, J. *et al.* (2020). A randomized, double-blind, active placebo-controlled study of efficacy, safety, and durability of repeated vs single subanesthetic ketamine for treatment-resistant depression. *Transl Psychiatry*, 10, 206. https://doi.org/10.1038/s41398-020-00897-0

50. Lara, D. R., Bisol, L. W. y Munari, L. R. (2013). Antidepressant, mood stabilizing and procognitive effects of very low dose sublingual ketamine in refractory unipolar and bipolar depression. *International Journal of Neuropsychopharmacology*, 16(9), 2111-2117. https://doi.org/10.1017/S146114571 3000485

51. Dow, M. y Levy, R. (2023). *The Ketamine Breakthrough: How to Find Freedom from Depression, Lift Anxiety, and Open Up to a New World of Possibilities*. Hay House Inc.

52. Ring, K., Metzner, R. y Wolfson, P. E. (2014). Ethnographic Accounts of Ketamine Explorations in Psychedelic Culture. *International Journal of Transpersonal Studies*, 33(2), 175. DOI: 10.24972/ijts.2014.33.2.175

53. Wolfson, P. y Hartelius, G. (2016). *The Ketamine Papers: Science, Therapy, and Transformation*. Multidisciplinary Association for Psychedelic Studies.

54. Wilkinson, S. T., Toprak, M., Turner, M. S. y Levine, S. (2017). A Survey of the Clinical, Off-Label Use of Ketamine as a Treatment for Psychiatric Disorders. *American Journal of Psychiatry*, 174(7), 695-696. https://doi.org/10.1176/appi.ajp.2017.17020239

55. Witt, K. *et al.* (2020). Ketamine for suicidal ideation in adults with psychiatric disorders: A systematic review and meta-analysis of treatment trials. *Australian & New Zealand Journal of Psychiatry*, 54(1), 29-45. https://doi.org/10.11 77/0004867419883341

56. Grunebaum, M. F. *et al.* (2018). Ketamine for Rapid Reduction of Suicidal Thoughts in Major Depression: A Midazo-

lam-Controlled Randomized Clinical Trial. *American Journal of Psychiatry*, 175(4), 327-335. https://doi.org/10.1176/appi.ajp.2017.17060647

57. Phillips, J. *et al.* (2020). Single and repeated ketamine infusions for reduction of suicidal ideation in treatment-resistant depression. *Neuropsychopharmacology*, 45(4), 606-612. https://doi.org/10.1038/s41386-019-0570-x

58. A Dennis Hartman, la ketamina le proporcionó un alivio significativo de su depresión crónica y trastorno de estrés postraumático, lo que lo llevó a fundar y dirigir el Ketamine Advocacy Network para promover la concienciación y el acceso a este tratamiento.

59. Özgen, M. H. y van den Brink, W. (2021). Ketamine als zelfmedicatie bij patiënt met autismespectrumstoornis en therapieresistente depressie [Ketamine self-medication in a patient with autism spectrum disorder and comorbid treatment-resistant depression]. *Tijdschrift voor psychiatrie*, 63(12), 890-894. https://pubmed.ncbi.nlm.nih.gov/34978061/

60. Katz, D. M., Menniti, F. S. y Mather, R. J. (2016). N-Methyl-D-Aspartate Receptors, Ketamine, and Rett Syndrome: Something Special on the Path to Treatments? *Biological Psychiatry*, 79(9), 710-712. https://www.ncbi.nlm.nih.gov/pmc/articles/PMC4924879/

61. Berner, J. E. (2007). Intranasal Ketamine for Intermittent Explosive Disorder: A Case Report. *Journal of Clinical Psychiatry, 68*(8), 1305.

62. Tully, J. L., Dahlén, A. D., Haggarty, C. J., Schiöth, H. B. y Brooks, S. (2022). Ketamine Treatment for Refractory Anxiety: A Systematic Review. Publicado el 4 de mayo de 2022. https://doi.org/10.1111/bcp.15374

63. Banov, M. D., Young, J. R., Dunn, T. y Szabo, S. T. (2020). Efficacy and safety of ketamine in the management of anxiety and anxiety spectrum disorders: A review of the literature. *CNS Spectrums*, 25(3), 331-342. https://doi.org/10.1017/S1092852919001238

64. Taylor, J. H. *et. al.* (2018). Ketamine for Social Anxiety Disorder: A Randomized, Placebo-Controlled Crossover Trial. *Neuropsychopharmacology*, 43(2), 325-333. https://doi.org/10.1038/npp.2017.194

65. Bandeira, I. D. *et al.* (2022). Ketamine in the Treatment of Obsessive-Compulsive Disorder: A Systematic Review. *Harvard Review of Psychiatry*, 30(2), 135-145. https://doi.org/10.1097/HRP.0000000000000330

66. Liriano, F., Hatten, C. y Schwartz, T. L. (2019). Ketamine as a treatment for post-traumatic stress disorder: a review. PubMed. https://www.ncbi.nlm.nih.gov/pmc/articles/PMC6457782/

67. Witt, K. *et al.* (2019). Ketamine for suicidal ideation in adults with psychiatric disorders: a systematic review and meta-analysis of treatment trials. PubMed. https://pubmed.ncbi.nlm.nih.gov/31729893/

68. Keilp, J. G. *et al.* (2021). Effects of Ketamine Versus Midazolam on Neurocognition at 24 Hours in Depressed Patients With Suicidal Ideation. *Journal of Clinical Psychiatry*. Recuperado de: https://www.psychiatrist.com/jcp/ketamine-neurocognition-patients-with-suicidal-ideation/

69. Ezquerra-Romano, I. I., Lawn, W., Krupitsky, E. y Morgan, C. J. A. (2018). Ketamine for the treatment of addiction: Evidence and potential mechanisms. PubMed. https://pubmed.ncbi.nlm.nih.gov/29339294/

70. Jones, J. L., Mateus, C. F., Malcolm, R. J., Brady, K. T. y Back, S. E. (2018). Efficacy of Ketamine in the Treatment of Substance Use Disorders: A Systematic Review. *Frontiers in Psychiatry*, 9, 277. https://doi.org/10.3389/fpsyt.2018.00277

71. Gao, Z. *et al.* (2023). Repurposing ketamine to treat cocaine use disorder: integration of artificial intelligence-based prediction, expert evaluation, clinical corroboration and mechanism of action analyses. PubMed. https://pubmed.ncbi.nlm.nih.gov/36792381/

72. Dakwar, E. *et al.* (2019). A Single Ketamine Infusion Combined With Mindfulness-Based Behavioral Modification to

Treat Cocaine Dependence: A Randomized Clinical Trial. *American Journal of Psychiatry.* https://ajp.psychiatryonline. org/doi/10.1176/appi.ajp.2019.18101123

73. Keeler, J. L., Treasure, J., Juruena, M. F., Kan, C. y Himme-rich, H. (2021). Ketamine as a Treatment for Anorexia Ner-vosa: A Narrative Review. *Nutrients*, https://doi.org/10.3390/ nu13114158

74. Ragnhildstveit, A. *et al.* (2022). Ketamine as a Novel Psy-chopharmacotherapy for Eating Disorders: Evidence and Fu-ture Directions. PubMed. https://www.ncbi.nlm.nih.gov/ pmc/articles/PMC8963252/

75. Fineberg, S. K. *et al.* (2023). A pilot randomized controlled trial of ketamine in Borderline Personality Disorder. Pub-Med. https://pubmed.ncbi.nlm.nih.gov/36804489/

76. Veraart, J. K. E., Smith-Apeldoorn, S. Y., Spijker, J., Kam-phuis, J. y Schoevers, R. A. (2021). Ketamine Treatment for Depression in Patients With a History of Psychosis or Current Psychotic Symptoms: A Systematic Review. PubMed. https://pubmed.ncbi.nlm.nih.gov/34255943/

77. Holmes, S. E. *et al.* (2023). Ketamine for the Treatment of Depression in Parkinson's Disease. Yale Medicine. https:// www.yalemedicine.org/clinical-trials/ketamine-for-depression-in-parkinsons

78. Schwenk, E. S. *et al.* (2022). Ketamine for Refractory Chro-nic Migraine: an Observational Pilot Study and Metabolite Analysis. PubMed. https://www.ncbi.nlm.nih.gov/pmc/ articles/PMC8769496/

79. Eroğlu, A., Tuncalı, B. y Ekin, R. G. (1972). The utility of intravenous ketamine for the management of intraoperative penile erection: a retrospective single-center analysis of en-dourological surgeries over a 4-year. *BMC Urology.* https:// jamanetwork.com/journals/jama/article-abstract/343454

80. Woelfer, M. *et al.* (2020). Ketamine-induced changes in plas-ma brain-derived neurotrophic factor (BDNF) levels are as-sociated with the resting-state functional connectivity of the

prefrontal cortex. *The World Journal of Biological Psychiatry*, 21(9), 696-710. https://doi.org/10.1080/15622975.2019.1679391

81. Aparicio Alfaro, Sara. *Eficacia y seguridad de ketamina y esketamina en depresión mayor* (2020). Trabajo de fin de grado de Psicología en la Universidad de Cádiz. Recuperado de http://hdl.handle.net/10498/23647